一口一图一案

——谢依名中医临证汇编

谢依名 著

四川大学出版社

- 四川省优质高职院校体制机制创新建设项目
- 四川华泰建设集团科研建设项目
- 广安职业技术学院科研资助项目
- 广安职业技术学院科协服务能力提升项目
- 四川省第一批高校中华优秀传统文化重点建设系列课程项目
- 四川省特殊教育研究中心资助项目
- （项目编号：SCTJ-2019-C07）
- 四川省省级科普基地广安科技园科普服务能力提升建设项目（项目编号：2020JDKP0076）

U0384400

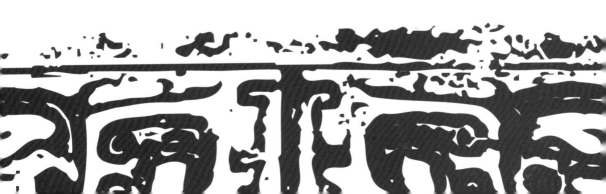

项目策划：杨岳峰
责任编辑：宋彦博
责任校对：龚娇梅
封面设计：墨创文化
责任印制：王　炜

图书在版编目（CIP）数据

一日一图一案：谢依名中医临证汇编 / 谢依名著
—成都：四川大学出版社，2021.1
ISBN 978-7-5690-3409-7

Ⅰ．①一… Ⅱ．①谢… Ⅲ．①舌诊 Ⅳ．① R241.25

中国版本图书馆 CIP 数据核字（2020）第 167152 号

书名	一日一图一案——谢依名中医临证汇编
	YI RI YI TU YI AN——XIE YIMING ZHONGYI LINZHENG HUIBIAN
著　　者	谢依名
出　　版	四川大学出版社
地　　址	成都市一环路南一段 24 号（610065）
发　　行	四川大学出版社
书　　号	ISBN 978-7-5690-3409-7
印前制作	墨创文化
印　　刷	四川盛图彩色印刷有限公司
成品尺寸	170mm×240mm
印　　张	14.5
字　　数	274 千字
版　　次	2021 年 1 月第 1 版
印　　次	2021 年 1 月第 1 次印刷
定　　价	68.00 元

◆ 读者邮购本书，请与本社发行科联系。
电话：(028)85408408/(028)85401670/
(028)86408023　邮政编码：610065
◆ 本社图书如有印装质量问题，请寄回出版社调换。
◆ 网址：http://press.scu.edu.cn

四川大学出版社
微信公众号

序

　　谢依名医师出身于中医世家，自小受家学熏陶，从医以来坚持扎根基层，为人民群众去病除疾；后经过自身努力奋斗，逐渐走上高校讲台，成为一名临证高手兼教学行家。

　　自入杏林以来，谢依名医师深受国医大师唐祖宣教授从医事迹的影响，长期坚守"案例收集—整理著书—反复实践"这一临床思维习惯。他经过精心整理，现著成《一日一图一案——谢依名中医临证汇编》一书。

　　通览全书，深感其内涵深刻，不但体现了作者对于中医相关领域的创新和发展，更展现了作者孜孜不倦、虚怀若谷的学术风范。作为中医同道人，为大家推荐此书，并乐为之序。

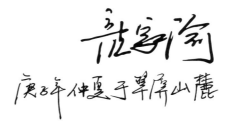

前 言

　　习近平总书记曾在致中国中医科学院成立 60 周年贺信中指出："中医药学是中国古代科学的瑰宝，也是打开中华文明宝库的钥匙。当前，中医药振兴发展迎来天时、地利、人和的大好时机，希望广大中医药工作者增强民族自信，勇攀医学高峰，深入发掘中医药宝库中的精华，充分发挥中医药的独特优势，推进中医药现代化，推动中医药走向世界，切实把中医药这一祖先留给我们的宝贵财富继承好、发展好、利用好，在建设健康中国、实现中国梦的伟大征程中谱写新的篇章。"作为一名中医工作者，践行习近平总书记的指示，以高度的文化自信推动中医药振兴发展，推进健康中国建设，助力中华民族伟大复兴中国梦的实现，是义不容辞的责任。

　　编撰这本书的初衷不仅仅是分享临床经验，为减少临床误诊、漏诊提供一种思维方式和技巧；更重要的是提醒我们医务工作者养成一种习惯，那就是在平时的临床工作中，接诊前安神定志积极待诊，接诊中认真诊治，接诊后总结思考随访。对我们接诊的每一个患者，尤其是久治不愈的患者，是什么病，为什么这么诊断，怎么治疗，都要认真思考。全书没有完全一样的方药，但是有相同的疾病，这充分体现了中医的整体观，以及"同病异治，异病同治"等重要学术精髓。要是我们每个医者尤其是中医工作者都这样收集整理、传承精华、守正创新，我想我们所面临的不少问题都会迎刃而解，同时也能为我国医学的发展贡献自己的一份绵薄之力。

　　本书侧重于四诊之首望诊中舌诊的内容，收集临床舌诊案例 365 个。全书内容共分为三章：第一章为舌象的基础知识，第二章为舌诊在临床中的应用，第三章介绍舌象与体质的相关知识。本书不仅有助于夯实读者的中医理论基础，同时也可以强化读者的中医临床思维，使读者在整体观的指导下进一步厘清辨证和辨病之间的关系。本书第二章的临床案例均给出了相应的中西医诊断，虽然使用了现代医学的病名，但是始终未脱离中医辨证体系。需特别说明的是，书中案例皆是来自临床的真实案例，但为了兼顾病种和证型的集中分类，特对就诊时间做了适当调整，按照二十四节气的顺序编排。同时，书中极个别案例的辨证、处方结合患者当时实际情况遵循了"舍脉从症"或"舍症从脉"原则，故偶有舌象、脉象和临床症状不合的现象，这并不是描述错误，而是疾病的假象。

本书完稿之时刚好是新型冠状病毒肺炎疫情流行之际，特别提醒非医学专业阅读者，如果怀疑自己身患疾病，应及时到专业医疗机构就诊，不能利用此书处方代替医生诊治，以免延误治疗。同时，本书所列举的慢病案例，如帕金森病、部分恶性肿瘤等，目前尚不能根治，只能达到缓解患者症状，提高其生存质量的目的。

完稿之际回首，此书不仅仅是对一段医路历程的记录，其整个编撰过程更是一个创新、尝试、反思、成长、蜕变的过程。整本书的完成实属不易，感谢谢林河、李国庆同学及丰建英老师对书稿临床资料的收集和整理工作，感谢赵军、胡天成教授的启迪和指导，感谢颜家渝教授拨冗为本书作序，感谢广安职业技术学院对本书出版的大力支持。由于小医的体会还相当有限，加上时间仓促，书中难免存在诸多不足之处，恳请广大读者提出宝贵意见，以便今后进一步修订完善。

谢依名

2020 年 10 月

目录

第一章　舌象基础知识

第一节　舌诊概述 ………………………………………… 2

第二节　望舌的内容、方法及意义 ……………………… 5

第三节　舌象的正常与异常 ……………………………… 8

第二章　一日一图一案例

第一节　舌象在呼吸系统常见疾病中的运用 …………… 20

第二节　舌象在消化系统常见疾病中的运用 …………… 36

第三节　舌象在运动系统常见疾病中的运用 …………… 81

第四节　舌象在循环系统常见疾病中的运用 …………… 93

第五节　舌象在内分泌系统常见疾病中的运用 ……… 106

第六节　舌象在泌尿生殖系统常见疾病中的运用 …… 115

第七节　舌象在妇科常见疾病中的运用 ……………… 126

第八节　舌象在皮肤科常见疾病中的运用 …………… 152

第九节　舌象在神经及精神心理性常见疾病中的运用 … 171

第十节　舌象在其他疾病中的运用 …………………… 192

附　　录　儿童常用外洗药方 ………………………… 209

第三章　舌象与体质

第一节　体质概述 ……………………………………… 212

第二节　体质的运用 …………………………………… 216

参考文献 ………………………………………………… 223

第一章
舌象基础知识

第一节　舌诊概述

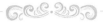

一、舌诊的定义

　　《黄帝内经》云："司外揣内"。《丹溪心法》也提出："有诸内者，必形诸外"。舌诊是中医通过观察舌象，了解人体生理、病理变化，进行健康状态判断和疾病诊断的方法。舌诊是中医传统诊断方法中最有特色的诊法之一，是望诊的重要组成部分，经过数千年的实践和发展，已经成为一种系统而完备的诊断方法。古人称舌象为"舌鉴"，是将舌象比喻成反映人体健康或疾病状态的一面镜子。

二、舌诊的历史

　　早在距今3000年以前的殷墟甲骨文中，就有关于"疾舌"的记载。舌诊经历了从《黄帝内经》及张仲景的《伤寒杂病论》中略有提及，到宋元时代第一部舌象专著《敖氏伤寒金镜录》（简称《伤寒金镜录》）出现，再到明清时代温病学派"温病察舌"方法的兴起，直至清末舌诊方法的全面成熟等发展阶段。舌诊从最初的伤寒辨舌发展到近世的杂病辨舌，已经成为相对完善和自成体系的中医诊断方法。舌象在诊断疾病证候、分析病因病机、确定理法方药、判断治疗效果、推测疾病预后等方面都发挥着重要的作用。对一个中医医生来说，因为脉诊方法的难度太高，短时间内不一定能够完全掌握，因而舌诊往往是临床诊断最常用到的方法之一。

三、舌诊的运用

　　首先，运用于基本健康状态的判断。舌象是人体健康状态的外在表现，可以反映人体的气血、脏腑功能状态，就像人的脸色一样，且舌的黏膜状态、血液循环状态直接显露，不受个体肤色差异的影响，往往比脸色更敏感、更直观。健康状态好，则舌色红润，舌面洁净；健康状态差，则舌色暗淡，舌面苔垢厚浊。

　　其次，运用于疾病证候的诊断。中医对疾病的诊断是以四诊合参的整体观为基础的，气血阴阳、脏腑表里、寒热虚实等核心要素在舌象上都有典型的表现，尤其寒热虚实在舌象上的表现最为典型。经验丰富的医生，临床中常根据舌象特征就能够把握证候主体，实现及时准确的诊断。

再次，运用于指导治则治法及处方用药。舌象是拟定治则治法及处方用药的一个重要依据。从《伤寒金镜录》问世以来，舌象就是临床用药的重要依据，如《伤寒金镜录》中第十九舌："舌中见白胎（苔），外有微黄者，必作泻，宜服解毒汤。"传统舌诊方法中，直接根据舌象指导治则治法及处方用药的内容颇为丰富。

最后，运用于判断疾病转归和预后。舌象是健康状态非常灵敏的指标，用药治疗有效无效，仔细辨舌即可知悉。治疗过程中，舌象好转说明疗效趋好，正气日趋恢复；舌象不见改善甚至变差，说明疗效不佳，正虚邪恋。所以，在治疗过程中仔细辨舌是判断疗效和病情预后的重要手段。

四、舌诊的原理

中医学理论认为，舌为心之苗、脾胃之外候，舌与气血津液、脏腑经络的关系都极为密切。

1. 舌为心之苗

"心开窍于舌"，通过望舌色可以了解人体气血运行情况，从而判断"心主血脉""心主神明"的功能。心脉气血充盛，则舌体荣润；心脉气血亏损，则舌体枯萎。神明清灵，则舌体运动灵活，语言清晰，味觉正常；反之，则舌体运动失灵，语言謇涩，味觉退化。《灵枢·经脉》中说："心气通于舌，心和则舌能知五味矣。"

2. 舌为脾胃之外候

舌体依赖气血充养，能够反映全身营养状况和代谢功能好坏。脾主运化，舌的形态和色泽与脾化生气血功能直接相关。胃气蒸化，谷气上承于舌面形成舌苔。胃气充盛，则舌苔薄白滋润；胃气衰，则舌苔剥少；胃气与邪气交搏，则舌苔厚浊。

3. 舌与气血津液的关系紧密

舌苔的润燥与津液的盈亏、输布正常与否有关。舌下系带两侧，有唾液腺腺体的开口，左侧为"金津"，右侧为"玉液"。唾液为津液的一部分，其生成、输布离不开脏腑，尤其与脾肾关系密切。通过观察舌体的润燥，可以判断体内津液的盈亏、输布情况。

4. 舌通过经络与脏腑相连

经络理论是中医理论的重要内容。舌与五脏六腑通过经络、经筋相连：手少阴心经之别系舌本，足少阴肾经挟舌本，足厥阴肝经络舌本，足太阴脾经连舌本散舌下，手少阳三焦经之筋入系舌本。

第一章　舌象基础知识

五、舌象脏腑部位分属理论

　　以舌与经络联系为理论依据，脏腑病变反映于舌，具有一定的分布规律：舌尖反映上焦心肺病变，舌中反映中焦脾胃病变，舌两侧反映肝胆病变，舌根反映下焦肾的病变（图1-1）。此外，也有舌面胃脘分属理论：舌尖属上脘，舌中属中脘，舌根属下脘，对应相应的胃脘功能。舌象脏腑部位分属理论是一种经验模型，临床应用时还需要与其他症状结合进行综合判断。

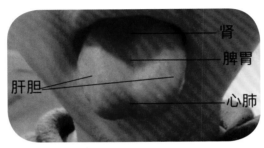

图 1-1　舌象脏腑部位分属

第二节　望舌的内容、方法及意义

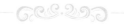

一、望舌的内容

中医望舌，主要是观察舌质、舌苔、舌下络脉三个方面。望舌质可以推测脏腑虚实和气血盛衰，望舌苔可以推测病邪性质、深浅和邪正消长的情况，望舌下络脉可以辨别人体气血运行状态。

（一）舌质

舌质，也称"舌体"。望舌质时主要观察舌质的神气、颜色、形质、动态等特征。舌色，即舌质的颜色，一般分淡红、淡白、红、绛、青紫五大类。舌质主要反映气血津液、脏腑等的正气盛衰状态，某些情况下也提示感邪性质。

（二）舌苔

舌苔是舌上黏膜形成的一层苔垢。望舌苔时主要观察舌苔的质地、颜色等特征。正常人舌上有薄薄一层舌苔，是脾胃气阴正常的表现。疾病状态下，舌苔的变化主要提示病邪性质、病位深浅等，也会反映胃气、胃阴以及全身气血津液的状态。

（三）舌下络脉

舌下络脉是舌下舌系带两侧的浅静脉。望舌下络脉时主要观察其颜色和长短粗细，以及有无瘀血、出血等变化。舌下络脉是人体浅表能够直接观察到的最清晰的浅静脉，主要反映人体气血运行状态，尤其当血液循环状态异常时，如出现心脑血管疾病时，观察舌下络脉具有很高的诊断价值。

二、望舌的方法

（一）伸舌的方法

望舌时被观察者要采取坐位或仰卧位，面对自然光线或明亮的白光光源，使舌面光线明亮。被观察者伸舌时应尽量张口，将舌体伸出口外，舌体放松，舌面平展，舌尖自然向下。伸舌时不宜过分用力，否则容易导致舌色改变。

（二）望舌的顺序

观察舌象一般先看舌质，再看舌苔，最后看舌下络脉。若舌苔满布，舌质不显露时，可以先看舌苔，后看舌下络脉。观察舌面时大多按照舌尖、舌边、舌中到舌根的顺序。

（三）望舌下络脉的方法

被观察者张口，将舌体向上腭方向翘起，舌尖轻抵上腭，使舌下充分暴露。一般依次观察舌下络脉的颜色、长短、粗细。

（四）刮舌验苔的方法

刮舌验苔一般用于观察较厚的舌苔，用以鉴别舌苔有根无根以及是否染苔。用压舌板边缘轻刮舌面，或用蘸有生理盐水的纱布轻揩舌面，若舌上苔质刮之不脱，揩之不去，则为"有根苔"，多属里有实邪，正气未虚；刮之即去，苔去舌光，则为"无根苔"，多属正气已虚或气阴两伤。

三、望舌的意义

舌象的变化，能客观地反映正气盛衰、病邪深浅、邪气性质、病情进退，可用于判断疾病转归和预后，指导临床辨证、理法、处方、用药。

（一）判断正气的盛衰

脏腑气血之盛衰，可在舌上反映出来，如舌质红润，为气血旺盛；舌质淡白，为气血虚衰；苔薄白而润，是胃气旺盛；舌光无苔，为胃气衰败，或胃阴大伤。

（二）判断病位的深浅

在外感病中，苔薄白，是疾病初起，病情轻浅；苔黄厚，主病情较重，病传入里。舌质红，是气分有热；舌质绛，则为热入营血，病位更深，病情更加严重。

（三）判断病邪的性质

黄苔常主热，白苔多主寒，白腻苔主寒湿，黄腻苔主湿热，腐腻苔多主痰浊食积。舌有瘀斑，则是瘀血。

（四）判断病势的进退及预后

一般来说，舌质由淡变红、变绛、变青紫，舌苔由白转黄、变灰、化黑，提示病变由表入里、由轻变重、由单纯变复杂，病势在发展。反之，则为病势渐退，疾病向愈。若舌苔由润转燥，多是热盛津伤；若舌苔由燥转润，由厚变薄，多为津液复生、病邪渐退的表现。

舌荣有神、舌面薄苔、舌态正常者为邪气不盛正气未损之象，预后较好。舌质枯晦、舌苔骤剥、舌态异常者多为正气亏损、胃气衰败之象，病情多凶险，预后较差。

四、望舌的注意事项

（一）光线的影响

望舌一般要在自然光线充足、柔和的室内进行，应尽可能避免有色光的干扰。光线过暗可使舌色滞暗，白炽灯的黄光可使舌苔偏黄色，荧光灯（俗称"日光灯"）可使舌色偏紫，周围有色物体的反光也会影响舌色。

（二）饮食、药物影响及染苔、假苔的鉴别

进食辛辣，会使舌色偏红；多吃甜食，会使舌苔厚腻；服用大量镇静剂后，舌苔会变厚腻；长期服用某些抗生素，可产生黑腻苔或霉苔。另外，还有食物与药物的染苔。染苔与进食有关，如牛奶、豆浆等可使舌苔变白变厚，蛋黄、橘子、维生素 B_2 等可将舌苔染成黄色，中药、咖啡、酸梅等可使舌苔变成灰色或灰褐色。其他有色食物也常会影响舌苔的颜色，临床望诊前一定要询问被诊者的具体饮食情况，以便于鉴别。

（三）伸舌姿势

伸舌姿势要自然，舌体伸出口外，舌体放松，舌面向两侧平展，舌尖略向下。伸舌时不宜过分用力，不要卷缩，过分用力或伸舌时间过长都容易导致舌色改变，如舌尖变红或舌色变暗等。

（四）伸舌时间

观察舌苔的时长以 3~5 秒为佳，伸舌时间太短或太长会影响润燥及舌色等，从而影响对舌象的准确判断。如果一次判断不清，可让患者休息 3~5 分钟，再重复望舌一次。

（五）其他注意事项

口腔牙齿状况的异常也会影响舌的边缘或舌苔状况，应与病理现象进行鉴别。

第三节　舌象的正常与异常

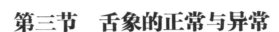

应用舌象诊病，须首先熟识正常舌象，在掌握正常舌象特征、生理变化的基础上，才能做到"知常识变"。

一、正常舌象

正常舌象舌色淡红鲜明；舌质滋润；舌体大小适中，柔软、灵活自如，老嫩胖瘦适中，无形态异常；舌苔颗粒均匀，色白而润，薄薄地铺于舌面，干湿适中，不黏不腻，揩之不去。正常舌象的表现简称为"淡红舌，薄白苔"（图1-2），是人体脏腑功能正常，气血津液充盈，胃气旺盛，阴阳调和的表现。正常人的舌象，往往随时间、季节、内外环境的改变而发生一些微小的变化。例如，夏季的舌苔稍厚，或薄白而淡黄，秋季的舌苔薄白而稍干；清晨刚起床时，舌色可略滞暗，根部舌苔微厚腻；进食后则舌苔变薄，进食热汤或辛辣之物后舌色变红等。这些微小的改变均属正常的生理现象。

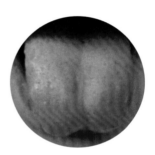

图1-2　淡红舌，薄白苔

正常舌象和正常人的舌象是有所区别的。正常舌象是指"淡红舌、薄白苔"，以健康的正常人最为多见，但亚健康状态、疾病状态下也可能出现，甚至某些慢性病患者在治疗过程中病情缓解、状态良好，也可以表现出"淡红舌、薄白苔"。同样，少数情况下，某些正常人存在舌面有裂纹、舌体瘦小、舌系带过短等舌象的异常情况，或健康状态虽无明显异常，但存在舌色、舌苔厚薄时有轻微异常变化等情况。这些正常人舌象上的异常表现，主要包括两种情况：一是先天性个体差异，二是健康状态在舌象上细微而敏感的变化，后者对于健康状态的评估和辨识也是有一定意义的。

二、异常舌象

一般来说，"淡红舌，薄白苔"之外的舌象都属于异常舌象。异常舌象表现各异，但往往与健康状态异常相关联。疾病的变化是一个复杂的过程，疾病状态下，机体内在的病理变化常会反映到舌象上来。由于舌象的变化与病情变化具有良好的同步性，因而舌象能为临床病证诊断、疗效评价等提供重要依据。舌象异常主要表现为舌质（神、色、形、态）、舌苔（质、色）、舌下络脉（形、色）等方面的异常变化。

（一）舌神

舌神，即舌的神气，是全身神气表现的一部分。舌神是舌象特征的综合表现，以"红活"作为辨别要点，主要表现为舌质的荣枯。

（1）荣舌　舌象特征：舌色红润，运动灵活。临床意义：舌有神气，正常舌象或病情轻浅，预后良好。

（2）枯舌　舌象特征：舌色晦暗，运动不灵活。临床意义：舌无神气，病情较重或预后不佳。

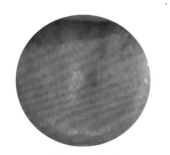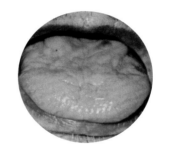

图 1-3　荣舌　　　　　　　图 1-4　枯舌

（二）舌色

舌色，即舌质的颜色，一般分为淡红、淡白、红、绛、青紫五大类，主要反映气血阴阳状况和病邪的属性。

（1）淡红舌　舌象特征：舌体颜色淡红润泽，白中透红。临床意义：淡红舌主要反映心气充足，胃气旺盛，气血调和，常见于正常人或外感病等初起、病情轻浅的阶段。

（2）淡白舌（又称"淡舌"）　舌象特征：舌色比正常舌色浅淡，白色偏多，红色偏少。临床意义：主气血两虚、阳虚。淡白舌常见于贫血，重度营养不良，慢性消化系统、呼吸系统、心血管系统疾病。

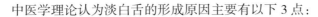

中医学理论认为淡白舌的形成原因主要有以下 3 点：

①气血不足，舌部血脉充盈不足。

②阳气不足，不能温运血液上荣于舌。

③阳虚内寒，经脉收引，气血不能上荣于舌。

（3）枯白舌 舌象特征：舌色淡白，全无血色，且无光泽。临床意义：精血亏耗，全身极度虚损，常见于慢性消耗性疾病后期。

（4）红舌 舌象特征：舌色较正常舌红，呈鲜红色。临床意义：主热证，一般舌质愈红提示热势愈盛。

红舌所主热证又有实热和虚热之别：①实热典型舌象表现为舌红有苔，舌苔薄黄或黄厚腻；②虚热典型舌象表现为舌红少苔或无苔，或伴各类剥苔。其中舌尖部色红或有红点，多提示心火旺或心肺郁热。舌边尖红多提示外感表征初起，心肺有热，或心肝火旺。

（5）绛舌 舌象特征：舌色较红舌更深红或带暗红色。临床意义：主热入营血，耗伤营阴。

中医学理论认为红、绛舌的形成原因主要有以下 3 点：

①邪热亢盛，气血沸涌，舌部血络充盈。

②热入营血，耗伤营阴，煎熬津液。

③阴虚水涸，虚火上炎。

（6）青紫舌 舌象特征：全舌呈均匀的青色或紫色，或在舌色中泛现青紫色，甚则颜色青黑或紫黑。青紫程度与瘀血的程度相关，瘀血越重，青紫的程度越重。临床意义：主气血运行不畅，血瘀。

中医学理论认为青紫舌的形成原因一般有以下 6 点：

①阴寒内盛，阳气不宣，气血不畅，血脉瘀滞。

②热毒炽盛，深入营血，营阴受灼，气血不畅。

③肺失宣肃或肝失疏泄，气机不畅；或气虚无以推动血行而致血脉瘀滞。

④暴力外伤，损伤血络，血液溢出而现青紫。

⑤痰湿内阻或癥瘕积聚，肿块瘀阻，血行不畅。

⑥亦可见于某些先天性心脏病和食物中毒等。

（7）淡紫舌 舌象特征：舌色淡白而泛现青紫色。临床意义：阴寒内盛，气血不畅，或气血亏虚而兼有瘀血。

（8）瘀斑舌 舌象特征：舌面局部出现青紫色斑块，大小不一。临床意义：提示脏腑或局部气血瘀滞。

（9）瘀点舌　舌象特征：舌面出现青紫或紫黑色瘀点，多见于舌尖、舌边。临床意义：提示脏腑或局部气血瘀滞。

（三）舌苔

1. 苔质

苔质主要指舌苔的厚薄、润燥、腻松、腐霉、剥落等方面的改变，主要反映胃气、胃阴、津液的存亡，病邪的性质及深浅等。

（1）薄苔　舌象特征：透过舌苔能隐隐地见到舌体，又称见底苔。临床意义：舌苔是由胃气、胃阴上蒸于舌面而成，薄苔多见于正常人，提示胃有生发之气，或疾病初起在表，病情轻浅，未伤胃气。

（2）厚苔　舌象特征：透过舌苔不能见到舌体，又称不见底苔。临床意义：多由胃气夹湿浊邪气熏蒸而致，主邪盛入里，或内有痰湿、食积诸邪。舌苔由薄变厚提示邪气渐盛，为病进的征象；舌苔由厚逐渐化薄，或舌上薄苔复生，提示正气胜邪，为病退的征象。

（3）润苔　舌象特征：舌苔干湿适中，不滑不燥。临床意义：是正常人舌象的表现之一；疾病过程中的润苔，提示体内津液未伤。

（4）滑苔　舌象特征：舌面水分过多，伸舌欲滴，扪之湿滑。临床意义：提示体内有水湿之邪，多见于脾阳不振、寒湿内生或痰饮内停等病证。

（5）燥苔　舌象特征：舌苔干燥，扪之无津，甚则苔燥干裂。临床意义：可见于各类热证、燥证、津液亏虚证等，提示体内津液已伤；亦有因阳气受痰饮水湿等阴邪困阻，津液失于输布所致。

（6）糙苔　舌象特征：苔质干而粗糙，扪之挫手。糙苔多由燥苔进一步发展而成。临床意义：多见于热盛伤津之重证。舌苔由润变燥，表示热盛伤津，或津失输布；反之舌苔由糙转润，主热退津复，或饮邪始化。

（7）腻苔　舌象特征：舌面覆盖一层浊而滑腻的苔垢，颗粒细而致密，融合成片，紧贴于舌面，刮之难去。临床意义：主湿浊、痰饮、食积。

（8）腐苔　舌象特征：苔质颗粒较粗大而根底浮松，如豆腐渣堆铺于舌面，揩之可去或成片脱落，舌底光滑。临床意义：腐苔为胃气衰败湿邪上泛之征象，也可见于内痈。

（9）脓腐苔　舌象特征：舌面上黏附着一层犹如疮脓一般的舌苔。临床意义：多为热毒上泛、胃气衰败的征象。

（10）白霉苔　舌象特征：舌上生糜点如饭粒，或满舌糜点形如凝乳，甚则漫延到舌下或口腔其他部位，揩之可去，旋即复生，舌面光红，亦称霉腐苔。临床意义：多见于气阴两虚，正虚不胜邪，湿热秽浊之邪泛滥的危重病患者，也可见于艾滋病患者。

（11）剥苔　舌象特征：舌苔全部或部分剥落，剥落处舌面光滑无苔。剥苔又可分为以下几类：

淡剥苔　舌象特征：舌色淡嫩，舌苔剥落。临床意义：为胃气虚弱、气血两虚的征象。

红剥苔　舌象特征：舌质红绛而舌苔剥落。临床意义：为胃阴不足、阴虚火旺、气阴两虚的征象。

花剥苔　舌象特征：舌苔斑片状剥落，未剥落处仍有腻苔或白苔。临床意义：为胃气已虚、湿浊之邪未化的征象，病情多较复杂。

类剥苔　舌象特征：舌苔剥落处舌面不光滑，仍有新生苔质颗粒或乳头可见。临床意义：为胃气胃阴不足、消化功能减退的征象，也见于过敏体质者。

地图舌　舌象特征：舌苔成片剥落，边缘突起，界线清楚，剥落部位经常改变。临床意义：多见于气阴两虚或过敏体质者。

镜面舌　舌象特征：舌苔剥落殆尽，舌面光滑如镜。根据舌色不同分为镜面红舌和镜面淡舌。临床意义：提示病情深重，胃气已败，机体极度损耗。

①镜面红舌　舌象特征：舌苔光剥，舌色红。临床意义：为胃阴干涸、胃无生发之气的征象。

②镜面淡舌　舌象特征：舌色淡白，舌苔光剥如镜。临床意义：为营血大亏、胃气将脱、病重难治的征象。

观察舌苔的有无、消长及剥落变化，不仅能了解胃气、胃阴的存亡，亦可判断邪正盛衰，判别疾病的预后：舌苔剥落为正气渐衰的表现，薄苔复生为邪去正胜、胃气渐复的佳兆。

2.苔色

苔色主要分为白、黄、灰、黑四类。苔色变化主要反映病邪的性质，要同时和苔质变化结合起来进行分析。

（1）白苔　舌象特征：苔色白。临床意义：可见于正常人，也主表证、寒证。薄白主表寒，白厚主里寒。其中薄白苔又分为薄白润苔、薄白滑苔、薄白干苔，白厚苔又分为白厚腻苔、白厚腻干苔、积粉苔、白燥苔等。

①薄白润苔　舌象特征：苔色白，透过白苔可以看到舌体；舌面湿润。临床意义：多见于正常人或疾病初期，病情轻浅。

②薄白滑苔　舌象特征：舌苔薄白，舌面水分多而欲滴。临床意义：提示外感寒邪或脾阳不振，水湿内停。

③薄白干苔　舌象特征：舌苔薄白，苔面少津或苔有裂纹。临床意义：提示表邪化热，邪热耗津。

④白厚苔　舌象特征：舌苔呈乳白或粉白色，苔质厚，舌体被舌苔遮盖而不见底。临床意义：为里寒证或寒湿证的征象。

⑤白厚腻苔　舌象特征：舌苔白，苔质厚，紧贴于舌面，舌面湿润。临床意义：主湿浊内困、痰饮内停或食积。

⑥白厚腻干苔（又称"糙裂舌苔"）　舌象特征：舌苔白，舌质厚腻，舌面干燥。临床意义：为湿浊内阻、津气不得宣化之征象，多见于温病或是误服温药之后。

⑦积粉苔（又称"粉白苔"）　舌象特征：舌苔白，苔质厚而干，白如积粉，甚至燥裂，扪之粗糙。临床意义：可见于外感温热病、秽浊湿邪与热毒相结诸证，是燥热伤津所致。

⑧白燥苔（又称"白燥裂苔"）　舌象特征：舌苔白，苔质干燥，甚至干燥有裂纹，扪之挫手。临床意义：为阳虚气不化津或燥热伤津之征象。

（2）黄苔　舌象特征：舌苔呈黄色。淡黄为热轻，深黄为热重，焦黄为热结。结合苔色深浅，苔质厚薄、润燥等，分为淡黄苔、深黄苔、焦黄苔、黄糙苔、黄滑苔、黄腻苔等。临床意义：主热证、里证。

①淡黄苔　舌象特征：舌苔薄，呈均匀的淡黄色或微黄色。临床意义：为邪热轻的表现，多见于风热表证或风寒入里化热。

②深黄苔　舌象特征：苔色深黄，苔质略厚，又称正黄苔。临床意义：为邪热入里、里热炽盛，是里实热证的征象。

③焦黄苔　舌象特征：黄苔中间夹有灰褐色，舌质干，又称老黄苔。临床意义：为邪热炽盛、日久不化的征象。

④黄燥苔　舌象特征：舌苔黄，苔质干硬粗松如沙石或呈黄瓣，扪之糙手。临床意义：为邪热伤津、燥结腑实的征象。

⑤黄滑苔　舌象特征：苔色淡黄，苔质润滑，多津液。临床意义：多见于阳虚寒湿之体，痰饮内聚化热，或气血亏虚者感受湿热之邪。

⑥黄腻苔　舌象特征：苔色黄，苔质黏腻。临床意义：主湿热、痰饮化热或食

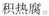

积热腐。

（3）灰苔　舌象特征：舌苔呈浅黑色或藏青色。灰苔可由白苔转化而来，也可与黄苔并见。灰苔可发展为黑苔。临床意义：若苔灰而润，则多为寒湿内阻，或痰饮内停；若苔灰而干燥，则多属于热盛伤津或阴虚火旺之象。

（4）黑苔　舌象特征：舌苔多呈棕黑色或焦黑色。黑苔多由灰苔或焦黄苔发展而来。临床意义：多见于疾病严重阶段。若苔黑而燥裂，甚至生芒刺，多为热极津枯；若苔黑而润滑，则为阳虚寒盛。

（四）舌形

舌形包括老嫩、胖瘦、齿痕、点刺、裂纹等方面的内容，主要反映正气盛衰、脏腑功能、邪正关系等。

（1）苍老舌　舌象特征：舌体坚敛苍老，纹理粗糙或皱缩，舌色较暗。临床意义：苍老舌多见于病邪侵袭、正气未虚、邪正抗争的实证、热证。

（2）干枯舌　舌象特征：舌体干瘪。临床意义：提示津液损伤。

（3）淡嫩舌　舌象特征：舌体浮胖娇嫩，纹理细腻，舌色浅淡。临床意义：多见于气血虚弱、脏腑功能减退的虚证。

（4）红嫩舌　舌象特征：舌体胖嫩，舌色偏红。临床意义：提示气阴两虚。

（5）胖大舌　舌象特征：舌体比正常舌大，伸舌满口，可伴有舌边齿痕。临床意义：多因水湿痰饮阻滞所致。

（6）淡胖舌　舌象特征：舌色较淡，舌体胖大而嫩，常见舌苔水滑或舌边有齿痕。临床意义：多由脾肾阳虚，津液不化，水湿停滞所致。

（7）肿胀舌　舌象特征：舌体肿大而厚实，伸舌满口，甚则不能收回口中；舌色多红或青紫。临床意义：多见于心脾热盛，外感湿热，也见于舌的局部病变。

（8）齿痕舌　舌象特征：舌边有齿痕，舌体胖大、不胖大均可见。临床意义：舌淡不胖而有齿痕多属脾虚或气虚，舌胖大而多齿痕多属脾虚或湿困。

（9）红瘦舌　舌象特征：舌体瘦薄，舌质红或绛，舌干少苔或无苔。临床意义：为气阴两虚或阴虚火旺。

（10）瘦薄舌　舌象特征：舌体瘦薄，舌色淡白。临床意义：多见于阴血亏虚，机体失于濡养。

（11）红点舌　舌象特征：蕈状乳头体积增大，数目增多，乳头内充血水肿，多见于舌的边、尖部。临床意义：提示血热或脏腑内热。

（12）芒刺舌　舌象特征：蕈状乳头增大、高突，并形成尖峰，形如芒刺，抚之棘手。临床意义：为血分热盛或内脏热邪亢盛的征象。观察点刺的颜色，还可以估计气血运行情况以及疾病的程度，如点刺鲜红为血热，点刺绛紫为热盛。

（13）裂纹舌　舌象特征：舌面上出现各种形状的裂纹、裂沟，深浅不一、多少不等。裂纹或裂沟中无舌苔覆盖者，多属病理性裂纹舌；如裂沟中有舌苔覆盖者，则多见于先天性裂纹舌。根据舌色不同，分为淡裂舌和红裂舌。临床意义：提示精血亏虚，或阴津耗损，是舌体失养甚至全身营养不良的一种表现。舌色浅淡而有裂纹，是血虚之候；舌色红绛而有裂纹，则由热盛伤津、阴津耗损所致。

① 淡裂舌　舌象特征：舌色浅淡而有裂纹。临床意义：多属血虚或脾虚、舌体失养所致。

② 红裂舌　舌象特征：舌色红绛而有裂纹。临床意义：多由热盛伤津、阴液耗损所致。

（14）衄血舌　舌象特征：舌上有出血点。临床意义：可由实热、虚热或气虚等原因所导致。舌体红或红肿，舌上出血较多，多属实热；舌上出血伴舌红少苔或光剥，多属虚热；舌上出血不多，色淡红，多属脾虚，气不摄血。

（15）疮疡舌　舌象特征：舌体生溃疡，大小不一，疼痛。临床意义：多由心火上炎或阴虚火旺、气阴两伤所致。初发者多与心火、胃热有关；反复发作者，多由阴虚火旺或气虚、阳虚所致。

（五）舌态

舌态，即舌的动态活动情况。舌态主要表现为正常舌态、歪斜舌、僵硬舌、痿软舌、短缩舌、吐弄舌、震颤舌等情况。正常舌态下的舌体活动灵便，伸缩自如，提示气血充盛，经脉通调，脏腑健旺。

常见异常舌态如下：

（1）歪斜舌　舌象特征：伸舌时舌体偏向一侧。临床意义：多由肝火夹痰或痰瘀阻滞经络，经脉偏废而致，多见于中风。

（2）僵硬舌　舌象特征：舌体僵硬，运动不灵，不能转动，伸缩不利或语言謇涩。临床意义：舌僵硬而舌色红、少津者为热盛伤津；舌体僵硬而舌苔厚腻者为风痰阻络；突然舌僵语謇，伴有肢体麻木、眩晕者为中风先兆。

（3）痿软舌　舌象特征：舌体软弱，伸卷或回旋时无力。临床意义：舌痿软而红绛少苔者为热邪伤阴，或内伤久病，阴虚火旺；舌痿软而枯白无华者为久病气血虚衰，阴液亏虚。

（4）短缩舌　舌象特征：舌体卷缩，不能伸长，甚者不能抵齿。临床意义：

舌短缩，舌色淡或青紫而湿润，多属寒凝筋脉；舌色红绛而干，多属热病伤津；舌短而胖大，或伴舌苔厚腻，多属风痰阻络；患者如果伴发有神志意识障碍，多属于危重证候。

（5）吐弄舌　舌象特征：吐舌，舌伸于口外，不即回缩；弄舌，伸舌反复舔口唇四周，时吐时收如蛇舐。临床意义：心脾有热，热盛动风。病情危急时见吐舌多为心气已绝，亦见于先天愚型患者。

（6）震颤舌　舌象特征：舌体不自主地颤动，动摇不宁，伸舌时颤动尤为明显。临床意义：多为动风的表现。舌色淡白而颤动为血虚动风之虚证，舌绛紫颤动为热盛动风或肝阳化风之实证。

（六）舌下络脉

舌下络脉主要反映气血的运行状态。正常舌下络脉是位于舌系带两侧纵行的大络脉，管径小于 2.7mm，长度不超过舌下肉阜至舌尖的 3/5，络脉颜色为淡紫色。舌下络脉的常见异常表现包括：舌下络脉粗长、舌下络脉曲张、舌下络脉瘀血、舌下络脉细短等。

（1）舌下络脉粗长　舌象特征：舌下络脉粗胀增长，呈紫色或紫黑色网状。临床意义：为气血瘀滞的征象。

（2）舌下络脉曲张　舌象特征：舌下络脉明显曲张增粗，颜色呈青紫或暗紫。临床意义：多由气滞血瘀、血行瘀阻所致。

（3）舌下络脉瘀血　舌象特征：舌下络脉或细小脉络呈青紫或紫黑色，或舌下络脉出现大小不等的紫色串珠样改变。临床意义：是瘀血的征象，可能有血寒、血热、气滞、痰湿、阳虚等诸多原因。

（4）舌下络脉细短　舌象特征：舌下络脉细而短，色淡红。临床意义：多属于气血不足。

三、影响舌象的其他因素

舌象容易受年龄、性别、饮食、体质、地域、时间、生理周期、运动、情绪等多种因素影响。年龄是舌象生理变异的影响因素之一。如儿童舌质多淡嫩或红嫩，蕈状乳头常显露明显，舌苔薄少；老年人精气渐衰，脏腑功能减退，气血运行迟缓，舌黏膜的角化加重，舌色较暗。不同性别间舌象差异不明显，但女性在月经期可能出现蕈状乳头充血且舌质偏红或舌尖边部有明显的红刺。个人体质、禀赋因素对舌象有很大影响。禀赋不足，体质较弱者，可见先天性裂纹舌、齿痕舌、地图舌等，严重时可能伴有一些明显的临床症状，或表现出对某些疾病的易感性。关于体质与亚健康状态舌象，将在本书第三章中单独阐述。

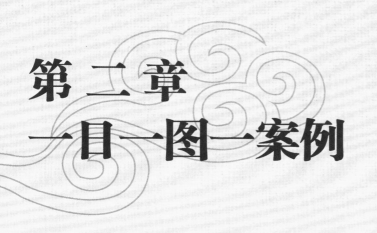

第二章
一目一图一案例

第一节　舌象在呼吸系统常见疾病中的运用

案例 1：鼻后滴漏综合征　气虚邪恋留滞窦窍证

基本信息：王××，男，46 岁。

就诊时间：2019 年 2 月 5 日　农历己亥年正月初一　立春—雨水

主　　诉：咳嗽 3 月余。

病史及症状：患者咳嗽咯痰，痰质稀，伴鼻塞，鼻涕黏白量多，遇冷空气刺激更甚，
　　　　　　嗅觉减退，全身乏力，头昏闷。舌淡胖，苔白滑腻（图 2-1）。脉濡弱。

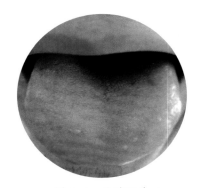

图 2-1　舌苔照片

辨病与辨证：

中医诊断：鼻渊·气虚邪恋留滞窦窍证

西医诊断：鼻后滴漏综合征

方药				
	黄　芪 20 克	桔　梗 10 克	苍耳子 10 克	辛　夷 10 克
	紫苏叶 20 克	桑　叶 20 克	桑白皮 20 克	荆　芥 10 克
	陈　皮 20 克	百　部 20 克	法半夏 10 克	白茯苓 15 克
	甘　草 6 克	枇杷叶 30 克		

案例2：过敏性鼻炎　风热上扰伴湿热蕴结证

基本信息：姚××，女，30岁。

就诊时间：2019年2月6日　农历己亥年正月初二　立春—雨水

主　　诉：鼻塞，打喷嚏6月余。

病史及症状：患者6月前鼻塞，打喷嚏，伴见耳后淋巴结肿大，全身时有发作红色丘疹伴瘙痒。舌体略歪斜。舌边尖红且干，舌苔白腐（图2-2）。脉弦滑。

辨病与辨证：

中医诊断：鼻鼽·风热上扰伴湿热蕴结证

西医诊断：过敏性鼻炎

方　药

丹　参 20克	辛　夷 10克	藿　香 20克
黄　芩 10克	地肤子 30克	苍耳子 10克
丝瓜络 10克	法半夏 10克	蒲公英 15克
薏苡仁 20克		

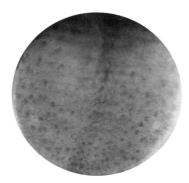

图2-2　舌苔照片

案例3：过敏性鼻炎　痰热上扰夹湿热下注证

基本信息：徐××，男，53岁。

就诊时间：2019年2月7日　农历己亥年正月初三　立春—雨水

主　　诉：鼻痒7月，晨起打喷嚏尤甚。

病史及症状：患者鼻痒，晨起尤甚，伴见口苦、口干，胸闷呕恶，阴囊潮湿及瘙痒。舌红，苔黄腻（图2-3）。脉滑数。

辨病与辨证：

中医诊断：鼻鼽·痰热上扰夹湿热下注证

西医诊断：过敏性鼻炎

方　药

白术(炒)20克	苍　术 20克	藿　香 20克
竹　茹 10克	黄　芩 10克	葛　根 10克
薏苡仁 20克	地肤子 20克	苍耳子 10克
辛　夷 10克	荆　芥 10克	冰　片 3克

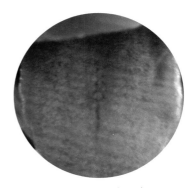

图2-3　舌苔照片

案例4：慢性鼻炎　邪毒瘀阻鼻窍证

基本信息：甘××，女，53岁。

就诊时间：2019年2月8日　农历己亥年正月初四　立春—雨水

主　　诉：嗅觉减退9月余。

病史及症状：患者鼻塞，嗅觉日渐减退，鼻塞性鼻音，鼻甲肿胀硬实，表面不平。舌暗伴见齿痕，舌苔黄腻伴见裂纹（图2-4）。脉细涩。

辨病与辨证：

中医诊断：鼻窒·邪毒瘀阻鼻窍证

西医诊断：慢性鼻炎

方　药

细　辛　3克	藿　香　20克	薄　荷　10克
白　芷　10克	冰　片　3克	黄　芩　15克
苍耳子　10克	辛　夷　16克	蒲公英　15克
佩　兰　30克	黄　芪　40克	桔　梗　10克

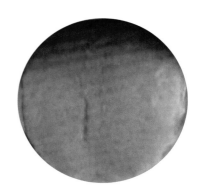

图2-4　舌苔照片

案例5：急性扁桃体炎兼中耳炎　热毒壅盛证

基本信息：蔡××，女，35岁。

就诊时间：2019年2月9日　农历己亥年正月初五　立春—雨水

主　　诉：咽喉疼痛、鼻塞、耳痛5天。

病史及症状：患者咽干不适，吞咽时疼痛，伴耳塞、耳痛。舌红，苔黄厚腻（图2-5）。脉滑数。

辨病与辨证：

中医诊断：风热乳蛾，耳疖·热毒壅盛证

西医诊断：急性扁桃体炎，卡他性中耳炎

方　药

蒲公英　20克	连　翘　15克	黄　芩　15克
菊　花　15克	薏苡仁　20克	白术(炒)30克
金银花　30克	白茯苓　15克	桔　梗　20克
竹　茹　15克	板蓝根　20克	栀　子　10克

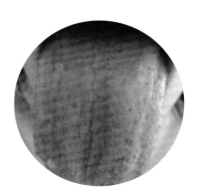

图2-5　舌苔照片

案例6：上呼吸道感染　气虚感冒

基本信息：唐××，男，38岁。

就诊时间：2019年2月10日　农历己亥年正月初六　立春—雨水

主　　诉：咳嗽伴畏寒3天。

病史及症状：患者咳嗽，痰白，咯痰无力，畏寒较甚，平素身疲体弱，伴见气短懒言，
　　　　　　动辄汗出。舌淡，苔薄白（图2-6）。脉浮无力。

辨病与辨证：

中医诊断：感冒·气虚感冒

西医诊断：上呼吸道感染

方　药

枇杷叶 30克	白术(炒)10克	生　姜 10克
黄　芪 40克	桂　枝 10克	白　芍 30克
大　枣 10克	防　风 10克	

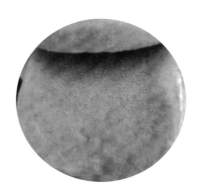

图 2-6　舌苔照片

案例7：上呼吸道感染　风热上犯夹阳明腑实证

基本信息：王××，男，27岁。

就诊时间：2019年2月11日　农历己亥年正月初七　立春—雨水

主　　诉：反复发热3天。

病史及症状：患者持续发热3天，伴见全身酸痛、乏力、口干，大便5日未行，腹
　　　　　　部胀满疼痛。舌红，苔黄腻（图2-7）。脉滑数。

辨病与辨证：

中医诊断：感冒·风热上犯夹阳明腑实证

西医诊断：上呼吸道感染

方　药

枳　实 10克	厚　朴 10克	火麻仁 20克
玄　参 25克	决明子 30克	藿　香 20克
大腹皮 15克	菊　花 20克	板蓝根 20克
生地黄 30克	甘　草 10克	陈　皮 15克
白茯苓 15克	白术(炒)20克	水牛角 15克
石　膏 30克		

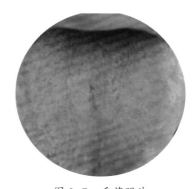

图 2-7　舌苔照片

案例 8：急性支气管炎　痰热郁肺证

基本信息：刘 × ×，男，55 岁。

就诊时间：2019 年 2 月 12 日　农历己亥年正月初八　立春—雨水

主　　诉：咳嗽 1 周。

病史及症状：患者咳嗽，气息粗促，伴喉中痰响，痰多黏稠，咯吐不爽，有热腥味，口干口苦而黏，欲饮水。舌暗红，苔灰黑而腻（图 2-8）。脉滑数。

辨病与辨证：

中医诊断：咳嗽·痰热郁肺证

西医诊断：急性支气管炎

方　药

杏　仁 10 克	薏苡仁 30 克	砂　仁 10 克
鱼腥草 20 克	桔　梗 10 克	黄　芩 10 克
蒲公英 10 克	白术(炒)20 克	板蓝根 15 克
陈　皮 20 克	法半夏 10 克	白茯苓 15 克

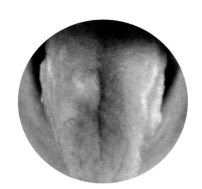

图 2-8　舌苔照片

案例 9：急性支气管炎　痰热郁肺证

基本信息：胡 × ×，男，55 岁。

就诊时间：2019 年 2 月 13 日　农历己亥年正月初九　立春—雨水

主　　诉：咳嗽 1 周。

病史及症状：患者咳嗽，气促息涌，喉燥咽干，咯痰不爽，咯出痰液色黄黏稠，伴大便稀溏。舌尖红，苔黄厚腻（图 2-9）。脉滑数。

辨病与辨证：

中医诊断：咳嗽·痰热郁肺证

西医诊断：急性支气管炎

方　药

杏　仁 10 克	薏苡仁 20 克	黄　芩 10 克
陈　皮 15 克	佩　兰 30 克	百　部 20 克
桔　梗 10 克	白　前 10 克	紫　菀 30 克
枇杷叶 20 克	桑　叶 15 克	桑白皮 15 克

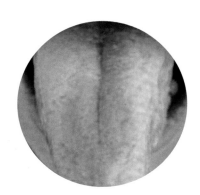

图 2-9　舌苔照片

案例10：急性支气管炎 痰热郁肺证

基本信息：卢××，女，78岁。

就诊时间：2019年2月14日 农历己亥年正月初十 立春—雨水

主　　诉：咳嗽1周，头晕3天。

病史及症状：患者既往无高血压病史，现咳嗽1周，咯黄色黏稠痰，伴见头晕，失眠，便秘，口苦咽干，喜冷饮。舌红，苔黄糙（图2-10）。脉滑数。

辨病与辨证：

中医诊断：咳嗽·痰热郁肺证

西医诊断：急性支气管炎

方 药

火麻仁 20克	决明子 20克	陈 皮 20克
法半夏 10克	白茯苓 15克	甘 草 10克
乌 梅 10克	枇杷叶 15克	紫 菀 20克
紫苏叶 20克	桑 叶 10克	桑白皮 10克
首乌藤 15克	合欢皮 15克	杏 仁 10克
鱼腥草 10克		

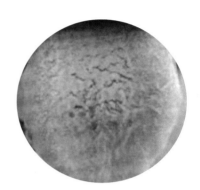

图2-10 舌苔照片

案例11：急性支气管炎 痰热郁肺证

基本信息：王××，女，74岁。

就诊时间：2019年2月15日 农历己亥年正月十一 立春—雨水

主　　诉：咳嗽、咯痰6天。

病史及症状：患者咳嗽，咯痰，伴气息粗促，痰多色黄黏稠，咯吐不爽。舌红，苔黄腻（图2-11）。脉滑数。

辨病与辨证：

中医诊断：咳嗽·痰热郁肺证

西医诊断：急性支气管炎

方 药

陈 皮 15克	板蓝根 20克	法半夏 10克
生 姜 10克	白茯苓 15克	甘 草 10克
黄 芩 10克	乌 梅 15克	枇杷叶 30克
白术(炒)10克		

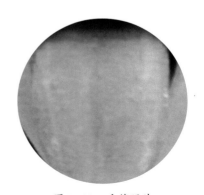

图2-11 舌苔照片

案例 12：慢性支气管炎急性发作　风热犯肺伴肺阴虚证

基本信息：邓××，男，79 岁。

就诊时间：2019 年 2 月 16 日　农历己亥年正月十二　立春—雨水

主　　诉：咳嗽、咯痰 1 月。

病史及症状：患者既往有慢性支气管炎病史，1 月前无明显诱因出现咳嗽，痰少而黏稠，咯痰不爽，伴口苦。舌红绛，苔少（图 2-12）。脉细数。

辨病与辨证：

中医诊断：咳嗽·风热犯肺伴肺阴虚证

西医诊断：慢性支气管炎急性发作，上呼吸道感染

方　药

陈　皮 15 克	百　合 30 克	丹　参 10 克
白茯苓 15 克	甘　草 10 克	乌　梅 15 克
桑　叶 20 克	桑白皮 20 克	板蓝根 20 克
百　部 20 克	桔　梗 10 克	白　前 20 克
蜜制枇杷叶 30 克		

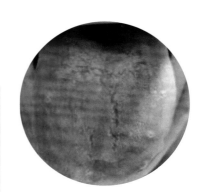

图 2-12　舌苔照片

案例 13：慢性支气管炎急性发作　痰饮停肺证

基本信息：淡××，男，65 岁。

就诊时间：2019 年 2 月 17 日　农历己亥年正月十三　立春—雨水

主　　诉：咳嗽伴胸闷气短 5 年，加重 1 周。

病史及症状：患者胸闷气短，动辄尤甚，咳嗽，咯白色泡沫痰，伴见胸胁胀满，口淡无味，喜食热饮。舌淡，苔白厚腻（图 2-13）。脉濡缓。

辨病与辨证：

中医诊断：咳嗽·痰饮停肺证

西医诊断：慢性支气管炎急性发作

方　药

干　姜 10 克	生　姜 10 克	细　辛 3 克
五味子 15 克	桔　梗 10 克	白　芍 20 克
麻　黄 10 克	法半夏 10 克	甘　草 10 克
枇杷叶 20 克	紫　菀 15 克	紫苏叶 15 克
桑　叶 15 克	桑白皮 10 克	陈　皮 15 克
百　部 20 克		

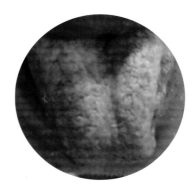

图 2-13　舌苔照片

案例 14：慢性支气管炎急性发作　痰湿蕴肺证

基本信息：杜 ××，男，48 岁。

就诊时间：2019 年 2 月 18 日　农历己亥年正月十四　立春—雨水

主　　诉：咳嗽气喘反复发作 3 年余，加重 7 天。

病史及症状：患者咳嗽反复发作 3 年余，7 天前受凉感冒后症状加重，咯白色黏稠痰，
　　　　　　痰中偶夹有泡沫，伴口苦、咽干、食欲减退。舌淡，苔白滑腻。脉沉滑。

辨病与辨证：

中医诊断：咳嗽·痰湿蕴肺证

西医诊断：慢性支气管炎急性发作

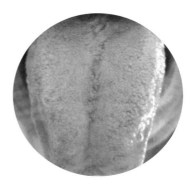

图 2-14　舌苔照片

方　药

黄　芩 10 克	生　姜 10 克	大　枣 10 克
防　风 10 克	陈　皮 15 克	半　夏 10 克
甘　草 10 克	茯　苓 15 克	紫　菀 15 克
百　部 15 克	桑白皮 15 克	桑　叶 15 克
厚　朴 10 克	莱菔子 20 克	佩　兰 20 克

案例 15：慢性支气管炎　痰湿蕴肺证

基本信息：李 ××，男，32 岁。

就诊时间：2019 年 2 月 19 日　农历己亥年正月十五　雨水

主　　诉：咳嗽 3 月。

病史及症状：患者咳嗽反复发作 3 年，近 3 月频繁发作，多方用药不得缓解，咯痰多，
　　　　　　质稠色白，胸闷脘痞，呕恶食少。舌暗紫，苔厚腻（图 2-15）。脉濡滑。

辨病与辨证：

中医诊断：咳嗽·痰湿蕴肺证

西医诊断：慢性支气管炎

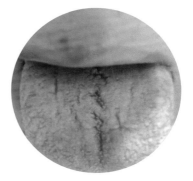

图 2-15　舌苔照片

方　药

神　曲 30 克	陈　皮 20 克	生　姜 10 克
法半夏 10 克	白茯苓 15 克	甘　草 10 克
枇杷叶 10 克	白　前 10 克	麻　黄 10 克
僵　蚕 6 克	鱼腥草 10 克	紫　菀 10 克
紫苏叶 20 克	细　辛 3 克	

案例 16：慢性支气管炎　痰湿蕴肺证

基本信息：刘××，男，83岁。

就诊时间：2019年2月20日　农历己亥年正月十六　雨水—惊蛰

主　　诉：反复咳嗽10余年。

病史及症状：患者咳嗽反复发作，咳声重浊，痰多，咯出痰黏腻、色白，每于早晨咳甚痰多，伴见胸闷脘痞，体倦乏力。舌枯，苔白厚腻（图2-16）。脉濡滑。

辨病与辨证：

中医诊断：咳嗽·痰湿蕴肺证

西医诊断：慢性支气管炎

方　药

陈　皮 20克	法半夏 10克	生　姜 10克
砂　仁 10克	白茯苓 15克	甘　草 10克
白术(炒)15克	枇杷叶 30克	桔　梗 10克
厚　朴 10克	薏苡仁 20克	杏　仁 10克

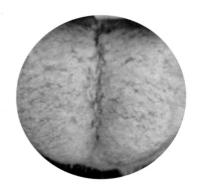

图 2-16　舌苔照片

案例 17：慢性支气管炎急性发作　寒湿蕴肺证

基本信息：魏××，男，75岁。

就诊时间：2019年2月21日　农历己亥年正月十七　雨水—惊蛰

主　　诉：反复咳嗽6年余。

病史及症状：患者咳嗽反复发作，近日咳声重浊，咯痰较多，痰黏色白。舌质干，苔白厚腻伴见舌中裂纹（图2-17）。脉濡滑。

辨病与辨证：

中医诊断：咳嗽·寒湿蕴肺证

西医诊断：慢性支气管炎急性发作

方　药

法半夏 10克	薏苡仁 20克	桔　梗 15克
石菖蒲 15克	蝉　蜕 10克	苍　术 15克
白术(炒)15克	僵　蚕 10克	白茯苓 20克
黄　芩 10克	蜜制枇杷叶 20克	

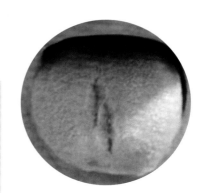

图 2-17　舌苔照片

案例 18：慢性支气管炎急性发作　寒湿蕴肺证

基本信息：赵 ××，男，59 岁。

就诊时间：2019 年 2 月 22 日　农历己亥年正月十八　雨水—惊蛰

主　　诉：咳嗽气喘反复发作 4 年余，加重 5 天。

病史及症状：患者咳嗽气喘反复发作 4 年余，近日受凉后咳嗽气喘加重，咯白色黏稠痰，自觉背部发冷。舌淡，苔白滑腻（图 2-18）。脉滑。

辨病与辨证：

中医诊断：咳嗽·寒湿蕴肺证

西医诊断：慢性支气管炎急性发作

方　药

白附片 10 克	干　姜　6 克	细　辛　3 克
甘　草 10 克	麻　黄 10 克	杏　仁 10 克
桔　梗 10 克	枇杷叶 15 克	紫　菀 20 克
紫苏叶 10 克	桑　叶 10 克	桑白皮 15 克
百　部 20 克	陈　皮 10 克	厚　朴 10 克
法半夏 10 克		

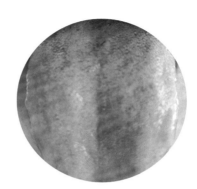

图 2-18　舌苔照片

案例 19：慢性支气管炎急性发作　肺胃阴虚证

基本信息：游 ××，女，57 岁。

就诊时间：2019 年 2 月 23 日　农历己亥年正月十九　雨水—惊蛰

主　　诉：咳嗽 3 年，加重 5 天。

病史及症状：患者咳嗽反复发作 3 年，近日咳嗽加重，伴见口渴咽干，气喘乏力，痰少而黏，难以咯出，五心烦热，夜间汗出。舌红，苔白腐（图 2-19）。脉细数。

辨病与辨证：

中医诊断：肺痿·肺胃阴虚证

西医诊断：慢性支气管炎急性发作

方　药

麦　冬 20 克	杏　仁 10 克	桑白皮 15 克
甘　草 10 克	陈　皮 20 克	百　合 30 克
枇杷叶 20 克	五味子 15 克	法半夏 10 克
紫　菀 15 克	紫苏叶 15 克	黄　芪 25 克
蝉　蜕 10 克	黄　芩 10 克	桔　梗 10 克
玄　参 15 克		

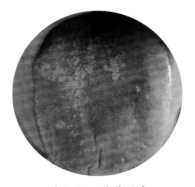

图 2-19　舌苔照片

案例20：肺炎 风寒袭肺证

基本信息：屈××，女，52岁。

就诊时间：2019年2月24日 农历己亥年正月廿 雨水—惊蛰

主　　诉：咳嗽15天，伴见声音嘶哑。

病史及症状：患者15天前出现声嘶咳嗽，咯出痰稀薄色白。舌淡，苔白，舌边可见齿痕（图2-20）。脉浮紧。外院CT检查提示：双下肺炎症。

辨病与辨证：

中医诊断：咳嗽·风寒袭肺证

西医诊断：肺炎

方 药

桔　梗 10克	白　前 20克	紫　菀 20克
紫苏梗 20克	桑　叶 20克	甘　草 10克
陈　皮 20克	法半夏 10克	百　部 30克
大　枣 15克	白茯苓 15克	枇杷叶 30克
乌　梅 15克	生　姜 10克	

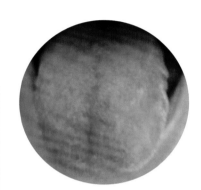

图2-20　舌苔照片

案例21：咳嗽变异性哮喘 痰湿蕴肺证

基本信息：李××，女，67岁。

就诊时间：2019年2月25日 农历己亥年正月廿一 雨水—惊蛰

主　　诉：咳嗽2月余。

病史及症状：患者2月前出现咳嗽至今，痰多黏腻，伴厌食。舌淡，苔白（图2-21）。脉濡缓。

辨病与辨证：

中医诊断：咳嗽·痰湿蕴肺证

西医诊断：咳嗽变异性哮喘

方 药

陈　皮 15克	法半夏 10克	白茯苓 15克
甘　草 10克	乌　梅 10克	枇杷叶 30克
五味子 10克	桔　梗 10克	白　前 15克
紫　菀 15克	紫苏叶 15克	桑　叶 20克
百　部 30克	厚　朴 10克	神　曲 20克
桑白皮 20克		

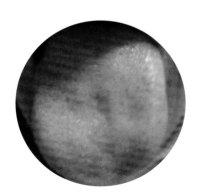

图2-21　舌苔照片

案例22：咳嗽变异性哮喘　痰湿蕴肺证

基本信息：何××，女，47岁。

就诊时间：2019年2月26日　农历己亥年正月廿二　雨水—惊蛰

主　　诉：咳嗽2月余。

病史及症状：患者咳嗽反复发作，咳声重浊，痰多，痰出咳稍微缓解，痰黏腻，胸闷脘痞，呕恶食少，体倦乏力，入睡困难，睡后易醒。舌淡，苔白腻（图2-22）。脉濡滑。

辨病与辨证：

中医诊断：咳嗽·痰湿蕴肺证

西医诊断：咳嗽变异性哮喘

方药

桔　梗 10克	生　姜 10克	白　前 15克
酸枣仁 20克	紫苏叶 10克	荆　芥 10克
陈　皮 15克	百　部 20克	杏　仁 10克
厚　朴 10克	法半夏 10克	枇杷叶 20克
五味子 15克	僵　蚕 10克	

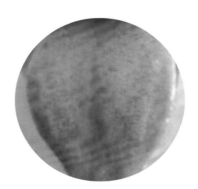

图2-22　舌苔照片

案例23：咳嗽变异性哮喘　痰热蕴肺证

基本信息：尹××，女，45岁。

就诊时间：2019年2月27日　农历己亥年正月廿三　雨水—惊蛰

主　　诉：咳嗽1月。

病史及症状：患者反复咳嗽1月，早晚咳甚，胸闷呕恶，痰黄而黏稠。舌红，苔黄厚腻（图2-23）。脉滑数。

辨病与辨证：

中医诊断：咳嗽·痰热蕴肺证

西医诊断：咳嗽变异性哮喘

方药

桔　梗 10克	白　前 20克	紫　菀 20克
紫苏叶 20克	桑　叶 20克	桑白皮 20克
杏　仁 10克	陈　皮 15克	百　部 20克
法半夏 10克	白茯苓 15克	甘　草 10克
乌　梅 10克	枇杷叶 30克	僵　蚕 10克
蝉　蜕 10克		

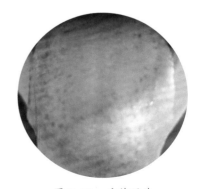

图2-23　舌苔照片

案例24：咳嗽变异性哮喘 肝火犯肺证

基本信息：杨××，男，62岁。

就诊时间：2019年2月28日 农历己亥年正月廿四 雨水—惊蛰

主　　诉：咳嗽20余天。

病史及症状：患者咳嗽20余天，少痰，情绪激动或运动后咳嗽更甚，伴见咽部灼热，时觉胸闷。舌淡，苔薄黄（图2-24）。脉弦数。

辨病与辨证：

中医诊断：咳嗽·肝火犯肺证

西医诊断：咳嗽变异性哮喘

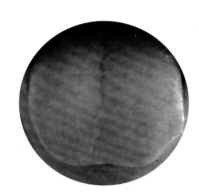

图2-24 舌苔照片

方 药

黄　芩 15克	法半夏 10克	白茯苓 15克
甘　草 10克	乌　梅 10克	枇杷叶 15克
桔　梗 10克	白　前 15克	郁　金 10克
香　附 10克	桑　叶 15克	桑白皮 15克
五味子 10克	杏　仁 10克	厚　朴 10克
僵　蚕 10克		

案例25：咳嗽变异性哮喘 肺阴虚证

基本信息：刘××，女，7岁。

就诊时间：2019年3月1日 农历己亥年正月廿五 雨水—惊蛰

主　　诉：咳嗽、咯痰1月。

病史及症状：患者咳嗽，咯痰，痰少咽干，早晨发作尤甚，伴见胸闷，时有呕恶，潮热盗汗，五心烦热。舌红，苔少（图2-25）。脉弦细。

辨病与辨证：

中医诊断：咳嗽·肺阴虚证

西医诊断：咳嗽变异性哮喘

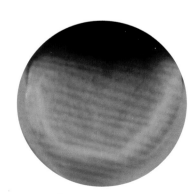

图2-25 舌苔照片

方 药

竹　茹 10克	沙　参 10克	杏　仁 6克
麦　冬 10克	桔　梗 10克	白　前 10克
紫　菀 10克	蝉　蜕 6克	桑　叶 10克
桑白皮 10克	陈　皮 10克	百　部 10克
枇杷叶 10克	僵　蚕 3克	

案例 26：咳嗽变异性哮喘　肺阴虚证

基本信息：马××，女，37岁。

就诊时间：2019年3月2日　农历己亥年正月廿六　雨水—惊蛰

主　　诉：咳嗽1月。

病史及症状：患者1月前行人流术后不慎受凉，反复咳嗽至今。干咳少痰，早晚咳甚，口渴咽干，大便干结。舌红，苔薄黄（图2-26）。脉弦细。

辨病与辨证：

中医诊断：咳嗽·肺阴虚证

西医诊断：咳嗽变异性哮喘

方　药

桔　梗 10克	白　前 10克	紫　菀 10克
紫苏叶 10克	桑　叶 10克	桑白皮 10克
百　合 20克	陈　皮 10克	枇杷叶 20克
鱼腥草 10克	百　部 10克	五味子 15克
乌　梅 10克	白茯苓 15克	甘　草 10克
蝉　蜕 10克		

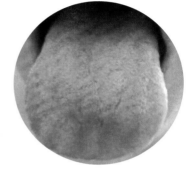

图2-26　舌苔照片

案例 27：慢性阻塞性肺疾病　痰湿瘀阻夹血虚证

基本信息：张××，男，86岁。

就诊时间：2019年3月3日　农历己亥年正月廿七　雨水—惊蛰

主　　诉：疲倦乏力、懒言少动1月余。

病史及症状：患者既往有慢性阻塞性肺疾病病史，现全身乏力，胸闷气短。舌暗，舌中苔厚腻（图2-27）。脉沉涩。外院血常规检查提示：红细胞计数偏低。

辨病与辨证：

中医诊断：虚劳·痰湿瘀阻夹血虚证

西医诊断：慢性阻塞性肺疾病

方　药

益母草 15克	当　归 15克	川　芎 10克
熟地黄 20克	丹　参 30克	首乌藤 30克
白　芍 20克	白茯苓 10克	大　枣 15克
黄　芪 40克	通　草 6克	砂　仁 10克

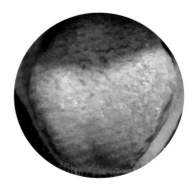

图2-27　舌苔照片

案例28：慢性阻塞性肺疾病　气阴两虚证

基本信息：秦××，男，70岁。

就诊时间：2019年3月4日　农历己亥年正月廿八　雨水—惊蛰

主　　诉：反复咳嗽气喘5年，加重1周。

病史及症状：患者咳嗽气喘，活动尤甚，伴见乏力多汗，口干咽燥，口淡无味，大便干结。舌胖，苔白而干（图2-28）。脉沉细。

辨病与辨证：

中医诊断：肺胀·气阴两虚证

西医诊断：慢性阻塞性肺疾病

方　药

党　参 30克	白茯苓 15克	麦　冬 20克
五味子 15克	杏　仁 10克	黄　芪 40克
百　合 20克	甘　草 10克	建　曲 20克
陈　皮 15克	鱼腥草 20克	厚　朴 10克

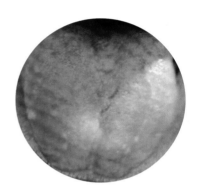

图2-28　舌苔照片

案例29：慢性阻塞性肺疾病　虚寒夹瘀夹痰证

基本信息：罗××，女，48岁。

就诊时间：2019年3月5日　农历己亥年正月廿九　雨水—惊蛰

主　　诉：反复咳嗽4年，加重1周。

病史及症状：患者反复咳嗽4年，1周前加重，伴见咯吐浊唾涎沫，胸闷气短，口淡无味，疲倦乏力。舌暗紫，苔白糙（图2-29）。脉沉涩。

辨病与辨证：

中医诊断：肺痿·虚寒夹瘀夹痰证

西医诊断：慢性阻塞性肺疾病

方　药

桔　梗 10克	白　前 20克	紫　菀 15克
紫苏叶 15克	桑　叶 15克	桑白皮 15克
百　部 20克	杏　仁 10克	枇杷叶 20克
陈　皮 15克	厚　朴 10克	法半夏 10克
白茯苓 15克	桃　仁 10克	干　姜 10克
党　参 30克		

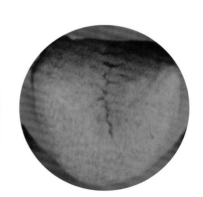

图2-29　舌苔照片

案例 30：慢性阻塞性肺疾病 湿浊夹痰夹瘀证

基本信息：康××，女，78岁。

就诊时间：2019年3月6日 农历己亥年正月廿 惊蛰

主　　诉：咳喘伴腹胀1周。

病史及症状：患者既往有高血压、肺气肿病史，现咳嗽气喘，腹部胀满，不思饮食，伴见口苦咽干，胸闷呕恶，下肢浮肿，全身困重乏力。舌暗淡，苔黄厚腻（图2-30）。脉滑数。

辨病与辨证：

中医诊断：喘嗽·湿浊夹痰夹瘀证

西医诊断：慢性阻塞性肺疾病

方 药

五加皮 10克	白术(炒)20克	苍 术 20克
薏苡仁 30克	白茯苓 15克	大腹皮 15克
丹 参 15克	藿 香 20克	竹 茹 10克
佩 兰 20克	葛 根 10克	砂 仁 10克
白豆蔻 10克	杏 仁 10克	

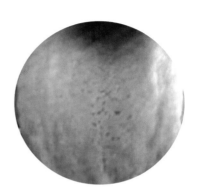

图2-30 舌苔照片

案例 31：肺大疱 痰饮闭阻证

基本信息：李××，男，54岁。

就诊时间：2019年3月7日 农历己亥年二月初一 惊蛰—春分

主　　诉：咳嗽气喘3月，加重4天。

病史及症状：患者既往有慢性阻塞性肺疾病病史，咳嗽气喘反复发作，1周前不慎受凉，现气喘尤甚，咯白色黏稠痰。舌红，苔白糙而干（图2-31）。脉细滑。外院影像学诊断提示：肺大疱。

辨病与辨证：

中医诊断：哮喘·痰饮闭阻证

西医诊断：肺大疱

方 药

桔 梗 15克	白 前 20克	五味子 10克
枇杷叶 30克	陈 皮 15克	百 部 20克
法半夏 10克	白茯苓 15克	甘 草 10克
麻 黄 10克	干 姜 10克	细 辛 3克

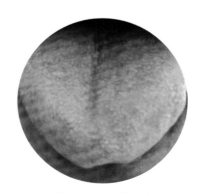

图2-31 舌苔照片

第二节　舌象在消化系统常见疾病中的运用

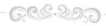

案例32：急性阑尾炎　湿热蕴结证

基本信息：谭××，女，56岁。

就诊时间：2019年3月8日　农历己亥年二月初二　惊蛰—春分

主　　诉：腹痛2天，加重7小时。

病史及症状：患者2天前出现腹痛，自己在家服用头孢类抗生素后无效，现腹痛
　　　　　　加剧，查见右下腹痛甚且拒按，伴见4日未行大便。舌暗紫，苔黄
　　　　　　厚腻（图2-32）。脉滑数。

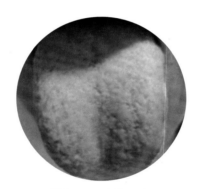

图2-32　舌苔照片

辨病与辨证：

中医诊断：肠痈·湿热蕴结证

西医诊断：急性阑尾炎

方药				
	桃　仁 10克	白　芍 30克	甘　草 10克	川楝子 12克
	延胡索 18克	败酱草 15克	薏苡仁 30克	蒲公英 15克
	大腹皮 15克	冬瓜仁 20克	陈　皮 15克	丹　参 15克
	白术(炒)15克	苍　术 15克	生大黄 10克	牡丹皮 10克

案例 33：急性肠炎　湿热伤中证

基本信息：沈 ××，女，32 岁。

就诊时间：2019 年 3 月 9 日　农历己亥年二月初三　惊蛰—春分

主　　诉：腹泻伴胃脘不适 3 天。

病史及症状：患者腹痛、泄泻，泻下急迫，粪色黄褐，气味臭秽，肛门灼热，烦热口渴。舌红，苔薄黄（图 2-33）。脉濡数。

辨病与辨证：

中医诊断：泄泻·湿热伤中证

西医诊断：急性肠炎

方　药

柴　胡 15 克	厚　朴 10 克	薏苡仁 30 克
黄　连　6 克	藿　香 30 克	砂　仁 10 克
延胡索 18 克	枳　实 10 克	葛　根 20 克
黄　芩 10 克	白　芍 10 克	

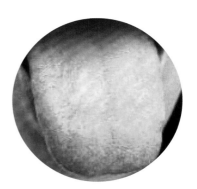

图 2-33　舌苔照片

案例 34：急性肠炎　湿热蕴肠证

基本信息：白 ××，女，67 岁。

就诊时间：2019 年 3 月 10 日　农历己亥年二月初四　惊蛰—春分

主　　诉：腹痛、腹泻 2 天。

病史及症状：患者腹痛、泄泻，泻下急迫，气味臭秽，烦热口渴。舌暗，苔黄腻（图 2-34）。脉滑数。

辨病与辨证：

中医诊断：泄泻·湿热蕴肠证

西医诊断：急性肠炎

方　药

白　芍 20 克	白茯苓 15 克	山　楂 30 克
薏苡仁 30 克	柴　胡 15 克	白术(炒)10 克
甘　草　6 克	苍　术 10 克	佩　兰 30 克
藿　香 30 克	葛　根 20 克	黄　芩 10 克
防　风　6 克	黄　连　6 克	

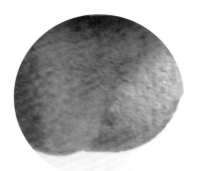

图 2-34　舌苔照片

案例35：急性肠炎　寒湿内盛证

基本信息：程××，女，64岁。

就诊时间：2019年3月11日　农历己亥年二月初五　惊蛰—春分

主　　诉：腹泻、腹痛2天。

病史及症状：患者2天前出现腹痛、泄泻，便清稀如水，脘闷食少，腹痛肠鸣，肢体酸痛。舌暗紫，苔白腻（图2-35）。脉濡滑。

辨病与辨证：

中医诊断：泄泻·寒湿内盛证

西医诊断：急性肠炎

方　药

薏苡仁 30克	怀山药 30克	厚　朴 10克
藿　香 30克	大腹皮 15克	紫苏叶 15克
陈　皮 15克	白茯苓 15克	白术(炒)20克
法半夏 10克	佩　兰 30克	葛　根 20克

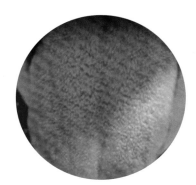

图2-35　舌苔照片

案例36：急性肠炎　寒湿中阻证

基本信息：陈××，女，66岁。

就诊时间：2019年3月12日　农历己亥年二月初六　惊蛰—春分

主　　诉：小腹坠胀伴肛门坠胀1周。

病史及症状：患者1周前自觉腹痛拘急，肛门坠胀，里急后重，口淡乏味，脘腹胀满，头身困重。舌淡紫，舌苔中部厚腻（图2-36）。脉濡缓。

辨病与辨证：

中医诊断：腹痛·寒湿中阻证

西医诊断：急性肠炎

方　药

藿　香 20克	大腹皮 10克	薏苡仁 30克
干　姜 6克	白豆蔻 10克	陈　皮 15克
白茯苓 15克	白术(炒)20克	甘　草 6克
厚　朴 10克	葛　根 20克	砂　仁 10克

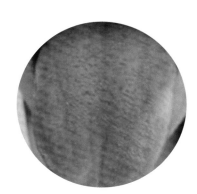

图2-36　舌苔照片

案例37：慢性肠炎　脾虚湿困证

基本信息：顾××，男，24岁。

就诊时间：2019年3月13日　农历己亥年二月初七　惊蛰—春分

主　　诉：反复腹痛、大便稀溏2月余。

病史及症状：患者腹痛，大便次数增多，昨日贪食辛辣油腻之品后泻下急迫，泻而不
爽，气味臭秽，烦热口渴。舌尖红，中部苔厚腻（图2-37）。脉濡数。

辨病与辨证：

中医诊断：泄泻·脾虚湿困证

西医诊断：慢性肠炎

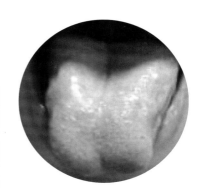

图2-37　舌苔照片

方　药		
葛　根　20克	黄　芩　10克	黄　连　　6克
藿　香　30克	大腹皮　15克	紫　苏　15克
甘　草　　6克	白扁豆　10克	陈　皮　15克
白茯苓　15克	白术(炒)20克	厚　朴　　6克
薏苡仁　30克		

案例38：慢性结肠炎兼皮肤瘙痒症　脾虚阴损证

基本信息：廖××，男，65岁。

就诊时间：2019年3月14日　农历己亥年二月初八　惊蛰—春分

主　　诉：大便稀溏2月余。

病史及症状：患者出现大便稀溏2月有余，近2周出现肛周瘙痒、下肢皮疹。舌红，
苔黄腻（图2-38）。脉滑数。

辨病与辨证：

中医诊断：泄泻·脾虚阴损证

西医诊断：慢性结肠炎，皮肤瘙痒症

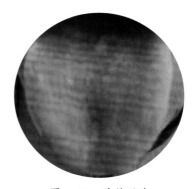

图2-38　舌苔照片

方　药		
葛　根　20克	黄　芩　10克	黄　连　　6克
地肤子　30克	薏苡仁　30克	白茯苓　15克
白术(炒)20克	白扁豆　30克	陈　皮　20克
厚　朴　　6克	莲　子　30克	怀山药　30克

案例 39：功能性肠病　脾肾阳虚夹湿热蕴结证

基本信息：周××，男，68 岁。

就诊时间：2019 年 3 月 15 日　农历己亥年二月初九　惊蛰—春分

主　　诉：反复发作肠鸣、便溏 3 年余。

病史及症状：患者大便时溏时泻，肠鸣即泻，泻后则安，泻见完谷不化，时有腹胀腹痛，伴形寒肢冷。舌体瘦，舌色暗淡，舌苔燥裂（图 2-39）。脉沉细弱。

辨病与辨证：

中医诊断：泄泻·脾肾阳虚夹湿热蕴结证

西医诊断：功能性肠病

方　药

白附片　10 克	干　姜　10 克	葛　根　15 克
补骨脂　6 克	黄　芩　10 克	薏苡仁　30 克
藿　香　30 克	大腹皮　15 克	紫苏叶　15 克
陈　皮　15 克	白茯苓　15 克	白术(炒)20 克
砂　仁　10 克	厚　朴　6 克	怀山药　30 克

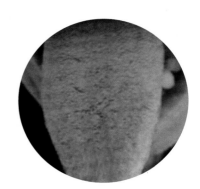

图 2-39　舌苔照片

案例 40：直肠炎兼慢性结肠炎　脾胃虚弱夹寒湿困阻证

基本信息：杨××，女，53 岁。

就诊时间：2019 年 3 月 16 日　农历己亥年二月初十　惊蛰—春分

主　　诉：反复腹泻 6 月余

病史及症状：大便一日 2 或 3 次，便溏伴肛门坠胀，恶心，厌油腻。舌淡，苔滑腻（图 2-40）。脉细弱。

辨病与辨证：

中医诊断：泄泻·脾胃虚弱夹寒湿困阻证

西医诊断：直肠炎，慢性结肠炎

方　药

党　参　30 克	白茯苓　15 克	白术(炒)20 克
扁　豆　20 克	黄　芪　40 克	陈　皮　15 克
甘　草　6 克	莲　子　30 克	怀山药　30 克
砂　仁　10 克	白豆蔻　10 克	薏苡仁　30 克

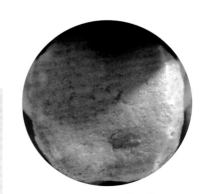

图 2-40　舌苔照片

案例 41：慢性肠炎　肾阳虚衰证

基本信息：张 × ×，男，69 岁。

就诊时间：2019 年 3 月 17 日　农历己亥年二月十一　惊蛰—春分

主　　诉：大便稀溏 4 月余。

病史及症状：患者大便稀溏，肠鸣泄泻，完谷不化，腹部喜暖，泻后则安，伴见夜
　　　　　　尿频多，形寒肢冷，腰膝酸软。舌红，苔花剥（图 2-41）。脉沉细。

辨病与辨证：

中医诊断：泄泻·肾阳虚衰证

西医诊断：慢性肠炎

方药

葛　根 20 克	黄　芩 15 克	黄　连　6 克
白术(炒)15克	益智仁 10 克	白茯苓 15 克
扁　豆 20 克	莲　子 30 克	肉　桂　6 克
淫羊藿 20 克	补骨脂 20 克	怀山药 30 克

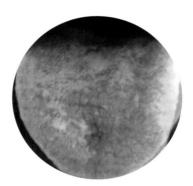

图 2-41　舌苔照片

41

案例 42：慢性肠炎　脾胃虚弱证

基本信息：李 × ×，男，65 岁。

就诊时间：2019 年 3 月 18 日　农历己亥年二月十二　惊蛰—春分

主　　诉：便溏，偶有水样便 2 月余。

病史及症状：患者大便时溏时泻，病情反复，食少，稍进食油腻食物则大便次数增加，
　　　　　　面色萎黄。舌淡，苔白腻（图 2-42）。脉细弱。

辨病与辨证：

中医诊断：泄泻·脾胃虚弱证

西医诊断：慢性肠炎

方药

党　参 20 克	薏苡仁 30 克	砂　仁 10 克
白豆蔻 10 克	白茯苓 15 克	白术(炒)20克
扁　豆 30 克	陈　皮 15 克	莲　子 30 克
怀山药 30 克		

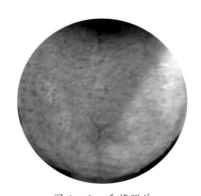

图 2-42　舌苔照片

第二章　一日一图一案例

案例 43：慢性肠炎　脾肾两虚证

基本信息：汤××，男，70岁。

就诊时间：2019年3月19日　农历己亥年二月十三　惊蛰—春分

主　　诉：大便稀溏3月余。

病史及症状：患者腹泻肠鸣，腹痛攻窜，完谷不化，形寒肢冷，腰膝酸软。舌淡，苔糙（图2-43）。脉沉细无力。

辨病与辨证：

中医诊断：泄泻·脾肾两虚证

西医诊断：慢性肠炎

方　药		
葛　根 20克	淫羊藿 15克	补骨脂 15克
党　参 20克	白茯苓 15克	白术(炒)20克
扁　豆 30克	陈　皮 15克	莲　子 30克
甘　草 6克	怀山药 30克	砂　仁 10克

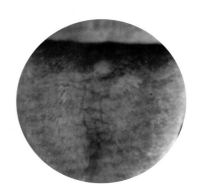

图2-43　舌苔照片

案例 44：慢性肠炎　肝郁乘脾伴阴虚证

基本信息：许××，男，50岁。

就诊时间：2019年3月20日　农历己亥年二月十四　惊蛰—春分

主　　诉：腹泻4月余。

病史及症状：患者4月前出现腹泻，伴烦躁易怒。现舌尖疼痛，头晕，肠鸣，五心烦热。舌淡红，舌中裂纹，苔薄少（图2-44）。脉弦细。

辨病与辨证：

中医诊断：泄泻·肝郁乘脾伴阴虚证

西医诊断：慢性肠炎

方　药		
厚　朴 6克	首乌藤 30克	合欢皮 15克
百　合 30克	薏苡仁 30克	黄　连 3克
白术(炒)20克	白　芍 20克	柴　胡 18克
白茯苓 15克	葛　根 20克	黄　芩 6克

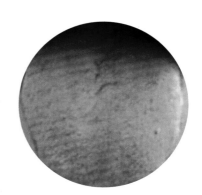

图2-44　舌苔照片

案例 45：慢性肠胃炎　肝郁乘脾证

基本信息： 张××，女，68 岁。

就诊时间： 2019 年 3 月 21 日　农历己亥年二月十五　春分

主　　诉： 腹胀、腹痛 4 月余。

病史及症状： 患者 4 月前出现胃脘胀满不适，腹胀、腹痛，肠鸣泄泻，矢气频作，伴有胸胁胀闷，每因阴雨烦恼而发作。舌红，苔少伴见裂纹（图 2-45）。脉弦细。

辨病与辨证：

中医诊断：泄泻·肝郁乘脾证

西医诊断：慢性肠胃炎

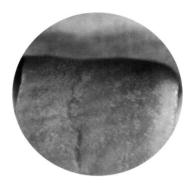

图 2-45　舌苔照片

方　药

藿　香 20 克	川楝子 12 克	延胡索 18 克
大腹皮 15 克	紫苏叶 15 克	厚　朴 6 克
砂　仁 10 克	香　附 10 克	黄　连 6 克
陈　皮 20 克	白茯苓 15 克	白术(炒)15 克

43

案例 46：慢性结肠炎　脾胃虚弱证

基本信息： 严××，女，38 岁。

就诊时间： 2019 年 3 月 22 日　农历己亥年二月十六　春分—清明

主　　诉： 大便不成形，小腹隐痛 6 月。

病史及症状： 患者大便不成形，时溏时泻，食少，伴小腹隐痛，面色萎黄，神疲倦怠。舌淡，苔白（图 2-46）。脉细弱。

辨病与辨证：

中医诊断：泄泻·脾胃虚弱证

西医诊断：慢性结肠炎

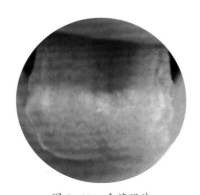

图 2-46　舌苔照片

方　药

葛　根 10 克	白豆蔻 10 克	薏苡仁 30 克
党　参 30 克	白　芍 20 克	甘　草 10 克
川楝子 12 克	延胡索 15 克	白茯苓 15 克
白术(炒)20 克	扁　豆 30 克	陈　皮 20 克
厚　朴 6 克	砂　仁 10 克	

第二章　一日一图一案例

案例47：慢性结肠炎　脾虚夹湿证

基本信息：周××，男，43岁。

就诊时间：2019年3月23日　农历己亥年二月十七　春分—清明

主　　诉：反复大便稀溏、腹痛。

病史及症状：患者大便稀溏，迁延不愈，伴腹痛，食后脘闷不舒，面色萎黄，神疲倦怠。舌淡，苔白腻（图2-47）。脉细弱。

辨病与辨证：

中医诊断：泄泻·脾虚夹湿证

西医诊断：慢性结肠炎

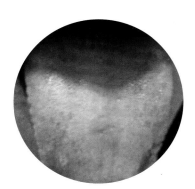

图2-47　舌苔照片

方　药

党　参 30克	白茯苓 15克	白术(炒)20克
扁　豆 30克	陈　皮 15克	莲　子 30克
甘　草 6克	山　药 30克	砂　仁 10克
白豆蔻 10克	薏苡仁 30克	

案例48：慢性肠胃炎　寒湿内盛证

基本信息：程××，女，64岁。

就诊时间：2019年3月24日　农历己亥年二月十八　春分—清明

主　　诉：反复腹泻、腹痛3月余。

病史及症状：患者3月前开始每日大便3~4次，伴见腹痛，得温痛减。其间多方求治，时有好转，但反复发作。舌暗红，苔白腻（图2-48）。脉濡缓。

辨病与辨证：

中医诊断：泄泻·寒湿内盛证

西医诊断：慢性肠胃炎

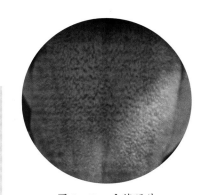

图2-48　舌苔照片

方　药

薏苡仁 30克	怀山药 30克	厚　朴 10克
藿　香 30克	大腹皮 15克	紫苏叶 15克
陈　皮 15克	白茯苓 15克	白术(炒)15克
法半夏 10克	佩　兰 30克	补骨脂 20克
白扁豆 30克	莲　子 30克	

案例 49：慢性结肠炎　脾肾两虚证

基本信息：曾 ××，女，67 岁。

就诊时间：2019 年 3 月 25 日　农历己亥年二月十九　春分—清明

主　　诉：大便稀溏 8 月。

病史及症状：患者大便溏泻，腹部隐隐作痛，食冷饮后上述症状更甚，伴见面色苍白，少气懒言，形寒肢冷。舌淡，苔白糙（图 2-49）。脉沉细无力。外院诊断：慢性结肠炎。

辨病与辨证：

中医诊断：泄泻·脾肾两虚证

西医诊断：慢性结肠炎

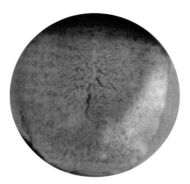

图 2-49　舌苔照片

方　药

白附片 20 克	干　姜 10 克	白　芍 20 克
甘　草 6 克	肉　桂 6 克	砂　仁 10 克
白豆蔻 10 克	党　参 20 克	白术(炒)20 克
白茯苓 15 克	延胡索 10 克	补骨脂 15 克

案例 50：慢性结肠炎　脾肾两虚证

基本信息：陈 ××，男，31 岁。

就诊时间：2019 年 3 月 26 日　农历己亥年二月廿　春分—清明

主　　诉：大便稀溏 6 月。

病史及症状：患者大便稀溏，一日 3~5 次，伴见畏寒，小便清长，倦怠乏力。舌淡，苔白（图 2-50）。脉沉细。

辨病与辨证：

中医诊断：泄泻·脾肾两虚证

西医诊断：慢性结肠炎

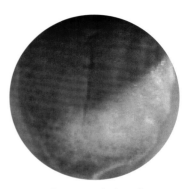

图 2-50　舌苔照片

方　药

白附片 10 克	干　姜 6 克	肉　桂 6 克
党　参 30 克	白茯苓 15 克	白术(炒)20 克
白扁豆 30 克	陈　皮 15 克	莲　子 30 克
甘　草 6 克	怀山药 30 克	砂　仁 10 克
白豆蔻 10 克	藿　香 20 克	补骨脂 20 克
薏苡仁 30 克		

案例51：慢性结肠炎　寒湿内盛证

基本信息：谢××，男，39岁。

就诊时间：2019年3月27日　农历己亥年二月廿一　春分—清明

主　　诉：反复腹痛、腹泻1年余。

病史及症状：患者泄泻，大便清稀如水样，脘闷食少，腹痛肠鸣，眠差。舌干，苔厚腻（图2-51）。脉濡缓。外院诊断：炎症性肠病。

辨病与辨证：

中医诊断：泄泻·寒湿内盛证

西医诊断：慢性结肠炎

方　药

薏苡仁 30克	苍　术 10克	首乌藤 15克
白术(炒)15克	黄　芩 10克	黄　连 6克
藿　香 30克	大腹皮 15克	砂　仁 10克
白豆蔻 10克	白茯苓 15克	

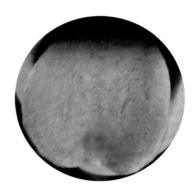

图2-51　舌苔照片

案例52：慢性结肠炎　脾肾两虚证

基本信息：钟××，男，56岁。

就诊时间：2019年3月28日　农历己亥年二月廿二　春分—清明

主　　诉：反复腹泻3月，倦怠乏力1月。

病史及症状：患者反复腹泻3月，尔后近1月出现倦怠乏力，伴见面色苍白，少气懒言，黎明即泻。舌淡，苔白滑腻（图2-52）。脉沉迟。

辨病与辨证：

中医诊断：泄泻·脾肾两虚证

西医诊断：慢性结肠炎

方　药

党　参 20克	白茯苓 15克	白术(炒)20克
白扁豆 30克	陈　皮 10克	莲　子 30克
甘　草 10克	怀山药 30克	砂　仁 10克
白豆蔻 10克	薏苡仁 30克	葛　根 20克
藿　香 20克	佩　兰 20克	补骨脂 20克
黄　芪 30克		

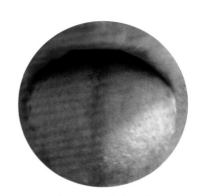

图2-52　舌苔照片

案例53：慢性结肠炎　脾肾两虚证

基本信息：陈××，男，31岁。

就诊时间：2019年3月29日　农历己亥年二月廿三　春分—清明

主　　诉：反复泄泻8月余。

病史及症状：患者每日大便5~6次，晨起腹痛，如厕后缓解，伴见肠鸣，腹痛攻窜。舌暗，苔白腻（图2-53）。脉沉细。

辨病与辨证：

中医诊断：泄泻·脾肾两虚证

西医诊断：慢性结肠炎

方　药

白豆蔻 10克	陈　皮 15克	莲　子 30克
白附片 10克	干　姜　6克	补骨脂 30克
薏苡仁 30克	怀山药 30克	白术(炒)20克
党　参 30克	白茯苓 15克	砂　仁 10克

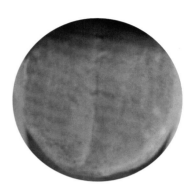

图2-53　舌苔照片

案例54：直肠炎　脾胃阳虚证

基本信息：左××，女，43岁。

就诊时间：2019年3月30日　农历己亥年二月廿四　春分—清明

主　　诉：反复腹泻3周。

病史及症状：患者肛门坠胀，小腹隐隐作痛，每日大便2~3次，饮食生冷、油腻、甜食后上述症状更甚。舌淡胖，苔白伴见中间裂纹（图2-54）。脉细弱。

辨病与辨证：

中医诊断：泄泻·脾胃阳虚证

西医诊断：直肠炎

方　药

葛　根 20克	薏苡仁 30克	白　芍 15克
白茯苓 15克	白术(炒)20克	扁　豆 30克
陈　皮 15克	莲　子 30克	甘　草 10克
怀山药 30克	砂　仁 10克	白豆蔻 10克

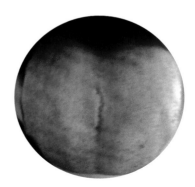

图2-54　舌苔照片

案例 55：直肠炎　湿热内蕴证

基本信息：张 ××，女，49。

就诊时间：2019 年 3 月 31 日　农历己亥年二月廿五　春分—清明

主　　诉：肛门坠胀 2 月。

病史及症状：患者肛门坠胀，有疼痛感，食辛辣后更甚，大便干结。舌淡红，苔黄腻（图 2-55）。脉滑数。

辨病与辨证：

中医诊断：肠疾·湿热内蕴证

西医诊断：直肠炎

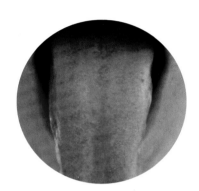

图 2-55　舌苔照片

方　药		
薏苡仁 30 克	栀　子 10 克	黄　芩 15 克
鱼腥草 15 克	连　翘 10 克	白术(炒)20 克
苍　术 20 克	黄　连 10 克	白扁豆 30 克
怀山药 30 克	佩　兰 20 克	蒲公英 15 克

案例 56：肠易激综合征　肝郁乘脾证

基本信息：张 ××，女，48 岁。

就诊时间：2019 年 4 月 1 日　农历己亥年二月廿六　春分—清明

主　　诉：反复腹泻 7 天。

病史及症状：患者腹泻，伴腹胀、腹痛，情绪激动后排便次数明显增多。舌红，苔少伴见裂纹（图 2-56）。脉弦。

辨病与辨证：

中医诊断：泄泻·肝郁乘脾证

西医诊断：肠易激综合征

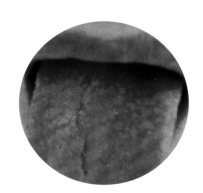

图 2-56　舌苔照片

方　药		
当　归 10 克	白　芍 12 克	柴　胡 18 克
大腹皮 15 克	延胡索 10 克	甘　草 10 克
砂　仁 10 克	黄　芩 10 克	黄　连 10 克
合欢皮 10 克	白茯苓 15 克	白术(炒)10 克
香　附 10 克	郁　金 10 克	

案例57：肠易激综合征　肝郁乘脾证

基本信息：陈××，男，30岁。

就诊时间：2019年4月2日　农历己亥年二月廿七　春分—清明

主　　诉：大便次数增多3月余。

病史及症状：患者3月前遭遇重大事件创伤后大便次数日渐增多，从最初的每日3~5次发展到现在每日5次以上，伴见腹痛攻窜，矢气频作，胸胁胀满，嗳气食少。舌红绛，苔黄腻（图2-57）。脉弦。

辨病与辨证：

中医诊断：泄泻·肝郁乘脾证

西医诊断：肠易激综合征

图2-57　舌苔照片

方　药

黄　芩 15克	白　芍 20克	柴　胡 18克
白茯苓 15克	薏苡仁 30克	白术(炒)20克
甘　草 10克	怀山药 30克	香　附 10克
郁　金 10克	防　风 10克	葛　根 20克

案例58：肠易激综合征　肝郁乘脾证

基本信息：莫××，男，32岁。

就诊时间：2019年4月3日　农历己亥年二月廿八　春分—清明

主　　诉：大便稀溏1年。

病史及症状：患者1年前出现大便次数增多，便质稀溏，情绪激动或工作压力大期间尤为明显，伴口苦口臭，烦躁易怒。舌边尖红，苔滑腻（图2-58）。脉弦数。

辨病与辨证：

中医诊断：泄泻·肝郁乘脾证

西医诊断：肠易激综合征

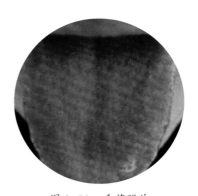

图2-58　舌苔照片

方　药

白　芍 15克	白茯苓 15克	白术(炒)10克
白扁豆 30克	陈　皮 15克	莲　子 30克
车前草 15克	柴　胡 10克	薏苡仁 30克
葛　根 20克	黄　芩 10克	合欢皮 10克

案例 59：肠易激综合征　肝郁乘脾证

基本信息：张 ××，女，49 岁。

就诊时间：2019 年 4 月 4 日　农历己亥年二月廿九　春分—清明

主　　诉：大便稀溏 8 月。

病史及症状：患者近 8 月每日大便 3~5 次，质稀溏，伴见胸胁满闷，烦躁易怒，三
餐后腹痛，如厕后腹痛随即缓解。舌红，苔白腻（图 2-59）。脉弦滑。

辨病与辨证：

中医诊断：泄泻·肝郁乘脾证

西医诊断：肠易激综合征

方　药

葛　根 10 克	黄　芩 10 克	甘　草 10 克
薏苡仁 30 克	白术(炒)15 克	柴　胡 15 克
香　附 10 克	大腹皮 15 克	莲　子 30 克
白　芍 15 克	陈　皮 15 克	白茯苓 15 克

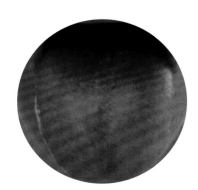

图 2-59　舌苔照片

案例 60：急性胃炎　寒邪客胃证

基本信息：周 ××，女，21 岁。

就诊时间：2019 年 4 月 5 日　农历己亥年三月初一　清明

主　　诉：乏力，胃脘胀满伴恶心 6 天。

病史及症状：患者胃脘胀满疼痛，得温痛减，遇寒加重，伴乏力，恶心，口淡不渴。
舌淡，苔白（图 2-60）。脉弦紧。

辨病与辨证：

中医诊断：胃痛·寒邪客胃证

西医诊断：急性胃炎

方　药

藿　香 20 克	大腹皮 15 克	薏苡仁 30 克
白豆蔻 6 克	葛　根 20 克	佛　手 15 克
砂　仁 10 克	白术(炒)10 克	延胡索 15 克
陈　皮 15 克		

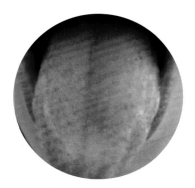

图 2-60　舌苔照片

案例 61：急性胃炎　寒邪客胃证

基本信息：辛 ××，男，67 岁。

就诊时间：2019 年 4 月 6 日　农历己亥年三月初二　清明—谷雨

主　　诉：胃脘胀痛 5 天。

病史及症状：患者胃脘胀痛，遇寒加重，伴恶寒喜暖，口淡不渴，睡眠不佳。舌淡，
　　　　　　苔白滑（图 2-61）。脉弦紧。

辨病与辨证：

中医诊断：胃痛·寒邪客胃证

西医诊断：急性胃炎

方　药		
藿　香 20 克	大腹皮 15 克	砂　仁 10 克
甘　草 10 克	生　姜 10 克	延胡索 10 克
陈　皮 20 克	白茯苓 15 克	白术(炒)10 克
厚　朴 10 克	丹　参 20 克	白　芍 10 克
首乌藤 10 克	合欢皮 15 克	

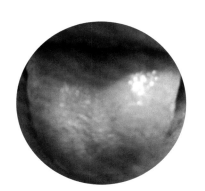

图 2-61　舌苔照片

案例 62：急性胃炎　寒邪客胃证

基本信息：黄 ××，女，61 岁。

就诊时间：2019 年 4 月 7 日　农历己亥年三月初三　清明—谷雨

主　　诉：胃脘疼痛 5 天，加重 1 天。

病史及症状：患者 5 天前进食未加热剩饭凉菜，遂即胃脘疼痛，得温缓解，嗳气酸腐，
　　　　　　食欲减退。舌淡，苔白腻（图 2-62）。脉沉紧。

辨病与辨证：

中医诊断：胃痛·寒邪客胃证

西医诊断：急性胃炎

方　药		
藿　香 20 克	大腹皮 10 克	紫苏叶 15 克
生　姜 10 克	神　曲 10 克	陈　皮 15 克
白茯苓 15 克	白术(炒)15 克	厚　朴 10 克
鸡内金 15 克	延胡索 15 克	薏苡仁 30 克
丹　参 20 克	佩　兰 20 克	

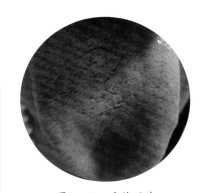

图 2-62　舌苔照片

案例63：急性胃炎 寒邪客胃证

基本信息：何××，男，50岁。

就诊时间：2019年4月8日 农历己亥年三月初四 清明—谷雨

主　诉：胃脘疼痛2天。

病史及症状：患者胃脘疼痛，恶寒喜暖，口淡不渴。舌淡，苔白滑（图2-63）。脉弦紧。

辨病与辨证：

中医诊断：胃痛·寒邪客胃证

西医诊断：急性胃炎

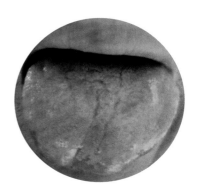

图2-63 舌苔照片

方　药

藿　香 30克	大腹皮 15克	佛　手 15克
甘　草 6克	高良姜 10克	陈　皮 15克
白茯苓 15克	白术(炒) 20克	砂　仁 10克
白豆蔻 10克	干　姜 6克	白附片 10克
佩　兰 30克	枳　实 6克	薏苡仁 30克
厚　朴 10克		

案例64：急性胃炎 寒邪客胃伴血瘀证

基本信息：吴××，女，66岁。

就诊时间：2019年4月9日 农历己亥年三月初五 清明—谷雨

主　诉：胃脘疼痛、头晕1周。

病史及症状：患者既往有颈椎病病史，现觉胃脘疼痛不适，恶寒喜暖，得温痛减，口淡不渴，近一周出现头晕、恶心。舌绛紫，苔滑腻（图2-64）。脉弦紧。

辨病与辨证：

中医诊断：胃痛·寒邪客胃伴血瘀证

西医诊断：急性胃炎

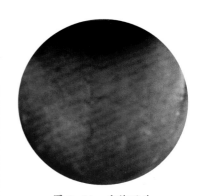

图2-64 舌苔照片

方　药

柴　胡 18克	白　芍 20克	枳　实 10克
藿　香 30克	佩　兰 30克	薏苡仁 30克
大腹皮 15克	延胡索 15克	甘　草 6克
陈　皮 15克	丹　参 30克	厚　朴 6克
砂　仁 10克	干　姜 6克	

案例 65：急性胃炎　寒邪客胃夹脾虚证

基本信息：谯××，男，75岁。

就诊时间：2019年4月10日　农历己亥年三月初六　清明—谷雨

主　　诉：厌食、乏力2周。

病史及症状：患者于2周前进食冷饮、水果后遂即腹泻3次，未服用药物，腹泻自愈，尔后食欲下降，厌食乏力，伴食后腹胀、犯困甚，腰膝酸软。舌淡，苔白滑（图2-65）。脉濡滑。

辨病与辨证：

中医诊断：痞满·寒邪客胃夹脾虚证

西医诊断：急性胃炎

方　药

藿　香 20克	大腹皮 15克	厚　朴 10克
砂　仁 10克	党　参 30克	生　姜 10克
大　枣 15克	木　香 6克	法半夏 10克
白豆蔻 10克	建　曲 30克	陈　皮 15克
白茯苓 15克	白术(炒)15克	苍　术 15克
白扁豆 30克		

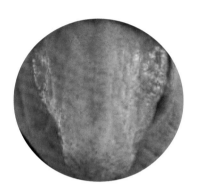

图 2-65　舌苔照片

案例 66：急性胃炎　湿浊瘀毒互结证

基本信息：罗××，女，75岁。

就诊时间：2019年4月11日　农历己亥年三月初七　清明—谷雨

主　　诉：胃脘疼痛4天，加重1天。

病史及症状：患者胃脘胀满疼痛，伴头身困重，口淡、口臭，口渴不欲饮，食之无味。舌暗紫，积粉苔（图2-66）。脉滑数。

辨病与辨证：

中医诊断：胃痛·湿浊瘀毒互结证

西医诊断：急性胃炎

方　药

藿　香 30克	大腹皮 15克	厚　朴 10克
枳　实 10克	砂　仁 10克	白豆蔻 10克
黄　连 10克	陈　皮 15克	白茯苓 15克
白术(炒)20克	薏苡仁 30克	延胡索 10克

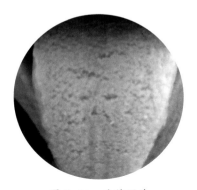

图 2-66　舌苔照片

案例 67：急性胃炎　肝气犯胃伤阴证

基本信息：唐××，女，40 岁。

就诊时间：2019 年 4 月 12 日　农历己亥年三月初八　清明—谷雨

主　　诉：胃脘胀痛 4 天。

病史及症状：患者胃脘胀痛，痛连两胁，遇烦恼加重，胸闷嗳气，大便干，排便不畅。舌红，苔薄黄（图 2-67）。脉弦。

辨病与辨证：

中医诊断：胃痛·肝气犯胃伤阴证

西医诊断：急性胃炎

方　药

柴　胡 18 克	白　芍 20 克	枳　实 10 克
甘　草　6 克	蒲公英 15 克	延胡索 10 克
大腹皮 15 克	川楝子 10 克	陈　皮 15 克
白茯苓 10 克	白术(炒)20 克	麦　冬 15 克

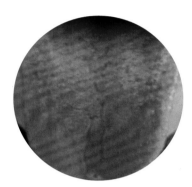

图 2-67　舌苔照片

54

案例 68：急性胃炎　肝胃郁热证

基本信息：袁××，女，61 岁。

就诊时间：2019 年 4 月 13 日　农历己亥年三月初九　清明—谷雨

主　　诉：胃脘胀满，口苦、口干 7 天。

病史及症状：患者胃脘胀满，口苦、口干，嗳腐吞酸时作，心烦易怒。舌淡红，苔白滑（图 2-68）。脉弦数。

辨病与辨证：

中医诊断：痞满·肝胃郁热证

西医诊断：急性胃炎

方　药

栀　子 15 克	厚　朴 10 克	海螵蛸 15 克
白　芍 20 克	柴　胡 15 克	白茯苓 15 克
白术(炒)20 克	甘　草 10 克	瓦楞子 20 克
佛　手 15 克	丹　参 30 克	砂　仁 10 克
白豆蔻 10 克		

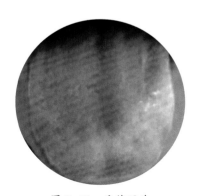

图 2-68　舌苔照片

案例 69：慢性浅表性胃炎　肝胃不和证

基本信息：陈 × ×，女，55 岁。

就诊时间：2019 年 4 月 14 日　农历己亥年三月初十　清明—谷雨

主　　诉：胃脘胀满、嗳气 8 月余。

病史及症状：患者胃脘胀满，心烦易怒，善太息，呕恶嗳气。舌淡，苔黄（图 2-69）。
　　　　　　脉弦。

辨病与辨证：

中医诊断：痞满·肝胃不和证

西医诊断：慢性浅表性胃炎

方　药		
柴　胡 18 克	白　芍 20 克	枳　实 10 克
厚　朴 10 克	蒲公英 15 克	薏苡仁 30 克
白术(炒)20克	甘　草 6 克	黄　连 6 克
佛　手 15 克		

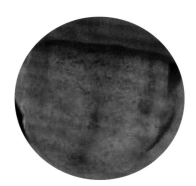

图 2-69　舌苔照片

案例 70：慢性浅表性胃炎　肝肾两虚夹寒湿困脾证

基本信息：熊 × ×，女，55 岁。

就诊时间：2019 年 4 月 15 日　农历己亥年三月十一　清明—谷雨

主　　诉：胃脘不适 8 月，加重 2 周。

病史及症状：胃脘不适，伴双目干涩，口苦、咽干、口臭，呃逆嗳气，烦躁易怒，
　　　　　　夜不能寐，大便干结。舌红，苔滑腻（图 2-70）。脉濡滑。

辨病与辨证：

中医诊断：痞满·肝肾两虚夹寒湿困脾证

西医诊断：慢性浅表性胃炎

方　药		
当　归 15 克	白　芍 20 克	枸杞子 30 克
合欢皮 15 克	干　姜 10 克	柴　胡 15 克
白茯苓 15 克	白术(炒)20克	牡丹皮 10 克
栀　子 10 克	决明子 30 克	厚　朴 10 克

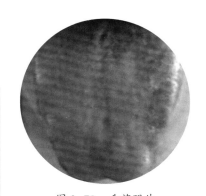

图 2-70　舌苔照片

案例71：慢性浅表性胃炎 肝胃不和夹湿热证

基本信息：曾××，女，53岁。

就诊时间：2019年4月16日　农历己亥年三月十二　清明—谷雨

主　　诉：胃脘胀满伴口苦、口臭3月。

病史及症状：患者既往有高血压病史，现胃脘胀满，口苦、口干，伴口臭、胸胁走窜疼痛，呃逆矢气后缓解。舌红，苔黄腻（图2-71）。

辨病与辨证：

中医诊断：痞满·肝胃不和夹湿热证

西医诊断：慢性浅表性胃炎

方 药		
川楝子 10克	白扁豆 20克	怀山药 20克
菊 花 20克	佩 兰 20克	薏苡仁 30克
丹 参 20克	白 芍 20克	甘 草 10克
延胡索 18克	厚 朴 10克	合欢皮 15克

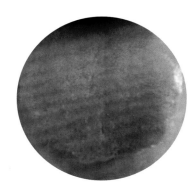

图2-71　舌苔照片

案例72：慢性浅表性胃炎 肝气犯胃证

基本信息：段××，男，78岁。

就诊时间：2019年4月17日　农历己亥年三月十三　清明—谷雨

主　　诉：胃脘胀满3年。

病史及症状：患者胃脘胀痛，伴口苦吞酸，胸闷，善太息。舌红，苔白（图2-72）。脉弦。

辨病与辨证：

中医诊断：痞满·肝气犯胃证

西医诊断：慢性浅表性胃炎

方 药		
川楝子 12克	黄 连 6克	丹 参 20克
砂 仁 10克	白豆蔻 10克	柴 胡 10克
白 芍 20克	甘 草 6克	海螵蛸 15克
佛 手 10克	蒲公英 10克	厚 朴 10克

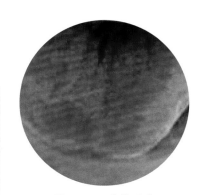

图2-72　舌苔照片

案例 73：慢性浅表性胃炎　寒湿中阻证

基本信息：李 × ×，男，80 岁。

就诊时间：2019 年 4 月 18 日　农历己亥年三月十四　清明—谷雨

主　　诉：胃脘胀满 3 月余。

病史及症状：患者胃脘胀满，伴见口干、口苦，纳呆呕恶，喜食热饮。舌红，苔
白厚腻（图 2-73）。脉滑。

辨病与辨证：

中医诊断：痞满·寒湿中阻证

西医诊断：慢性浅表性胃炎

方　药

厚　朴 10 克	法半夏 10 克	白茯苓 15 克
白豆蔻 10 克	薏苡仁 30 克	藿　香 30 克
佩　兰 30 克	枳　实 6 克	干　姜 6 克
佛　手 15 克	陈　皮 15 克	白术(炒)20 克

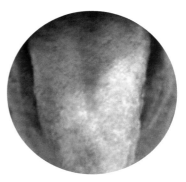

图 2-73　舌苔照片

案例 74：慢性浅表性胃炎兼食管炎、前列腺炎　寒湿中阻夹阳虚证

基本信息：何 × ×，男，52 岁。

就诊时间：2019 年 4 月 19 日　农历己亥年三月十五　清明—谷雨

主　　诉：胃脘胀满 2 年，加重 1 周。

病史及症状：患者反复发作胃脘胀满，近日胀满更甚，伴呃逆吞酸，口苦、咽干，
夜尿频多。舌淡，苔白腻（图 2-74）。脉濡滑。外院诊断：慢性浅
表性胃炎，食管炎，前列腺炎。

辨病与辨证：

中医诊断：痞满·寒湿中阻夹阳虚证

西医诊断：慢性浅表性胃炎，食管炎，前列腺炎

方　药

白术(炒)10 克	苍　术 20 克	川楝子 12 克
肉　桂 10 克	枳　实 10 克	甘　草 10 克
莲　子 30 克	益智仁 10 克	砂　仁 15 克
白豆蔻 15 克	海螵蛸 15 克	鸡内金 20 克
白茯苓 15 克	佩　兰 30 克	厚　朴 10 克
瓦楞子 15 克		

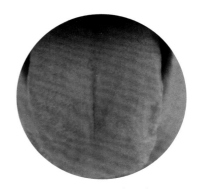

图 2-74　舌苔照片

案例 75：慢性浅表性胃炎　湿热中阻证

基本信息：杨 ××，男，47 岁。

就诊时间：2019 年 4 月 20 日　农历己亥年三月十六　谷雨

主　　诉：胃脘胀痛、嗳气反酸 3 年余。

病史及症状：患者胃脘胀痛，嗳气反酸，伴口干、口苦、口臭，口渴而不欲饮。舌红，苔黄厚腻（图 2-75）。脉滑数。

辨病与辨证：

中医诊断：胃痛·湿热中阻证

西医诊断：慢性浅表性胃炎

方　药

厚　朴 10 克	藿　香 20 克	佩　兰 25 克
白豆蔻 10 克	甘　草 6 克	陈　皮 20 克
白茯苓 15 克	白术(炒)20 克	延胡索 18 克
川楝子 12 克	白　芍 20 克	海螵蛸 15 克
砂　仁 10 克	丹　参 15 克	黄　连 6 克

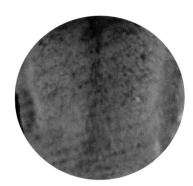

图 2-75　舌苔照片

案例 76：慢性浅表性胃炎　湿热中阻证

基本信息：张 ××，男，74 岁。

就诊时间：2019 年 4 月 21 日　农历己亥年三月十七　谷雨—立夏

主　　诉：胃脘疼痛 2 月余。

病史及症状：患者胃脘疼痛，痛势急迫，脘闷灼热，口干、口苦，口渴而不欲饮，纳呆，恶心。舌红，苔黄糙（图 2-76）。脉滑数。

辨病与辨证：

中医诊断：胃痛·湿热中阻证

西医诊断：慢性浅表性胃炎

方　药

藿　香 30 克	佩　兰 30 克	甘　草 6 克
竹　茹 10 克	川楝子 12 克	延胡索 18 克
白　芍 20 克	薏苡仁 30 克	白茯苓 15 克
枳　实 10 克	厚　朴 10 克	黄　连 6 克

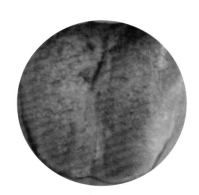

图 2-76　舌苔照片

案例 77: 慢性浅表性胃炎　湿热中阻证

基本信息：王××，男，47 岁。

就诊时间：2019 年 4 月 22 日　农历己亥年三月十八　谷雨—立夏

主　　诉：胃脘不适、嗳气 6 月。

病史及症状：患者 6 月前出现胃脘疼痛，偶有灼热，伴口干、口苦，口渴而不欲饮，
　　　　　　阴囊潮湿。舌红，苔黄厚腻（图 2-77）。脉滑数。

辨病与辨证：

中医诊断：胃痛·湿热中阻证

西医诊断：慢性浅表性胃炎

方　药

藿　香 30 克	大腹皮 15 克	甘　草　6 克
白术(炒)20克	陈　皮 15 克	砂　仁 10 克
白豆蔻 10 克	厚　朴 10 克	延胡索 18 克
丹　参 20 克	佩　兰 20 克	白茯苓 15 克

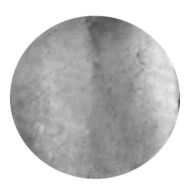

图 2-77　舌苔照片

案例 78: 慢性浅表性胃炎　湿热伤脾证

基本信息：申××，男，63 岁。

就诊时间：2019 年 4 月 23 日　农历己亥年三月十九　谷雨—立夏

主　　诉：反复胃脘胀满 2 年，加重 1 周。

病史及症状：患者反复发作胃脘胀满 2 年，近一周加重，呃逆、矢气后胀满缓解，
　　　　　　伴大便稀溏。舌红，苔黄厚腻（图 2-78）。脉滑数。

辨病与辨证：

中医诊断：痞满·湿热伤脾证

西医诊断：慢性浅表性胃炎

方　药

藿　香 30 克	大腹皮 15 克	薏苡仁 30 克
甘　草　6 克	黄　芩 10 克	陈　皮 15 克
白茯苓 15 克	白术(炒)15克	厚　朴 10 克
砂　仁 10 克	白豆蔻 10 克	黄　连　3 克

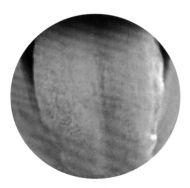

图 2-78　舌苔照片

案例 79：慢性浅表性胃炎 脾虚胃热证

基本信息：李 ××，男，63 岁。

就诊时间：2019 年 4 月 24 日 农历己亥年三月廿 谷雨—立夏

主 诉：胃脘隐隐作痛 9 月余。

病史及症状：患者胃脘隐隐疼痛，伴见畏寒，得温自觉胃部疼痛缓解并有舒适感，口渴而不欲饮，纳呆呕恶。舌红，苔白腻（图 2-79）。脉濡滑。

辨病与辨证：

中医诊断：胃痛·脾虚胃热证

西医诊断：慢性浅表性胃炎

方 药

党 参 20 克	白茯苓 15 克	白术(炒)20 克
延胡索 15 克	陈 皮 15 克	莲 子 30 克
甘 草 6 克	怀山药 30 克	砂 仁 10 克
白豆蔻 10 克	薏苡仁 30 克	高良姜 10 克
藿 香 20 克	丹 参 15 克	

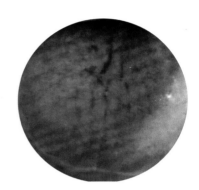

图 2-79 舌苔照片

案例 80：慢性浅表性胃炎 胃阴虚夹饮食停滞证

基本信息：张 ××，女，68 岁。

就诊时间：2019 年 4 月 25 日 农历己亥年三月廿一 谷雨—立夏

主 诉：胃脘隐痛 1 年余。

病史及症状：患者胃脘疼痛，时痛时止，胸闷恶心，反酸嗳气，伴五心烦热，寐时汗出。舌红，苔白而干（图 2-80）。脉弦细。

辨病与辨证：

中医诊断：胃痛·胃阴虚夹饮食停滞证

西医诊断：慢性浅表性胃炎

方 药

延胡索 10 克	竹 茹 10 克	大腹皮 15 克
砂 仁 10 克	白豆蔻 10 克	甘 草 6 克
神 曲 20 克	白茯苓 15 克	白术(炒)10 克
厚 朴 6 克	丹 参 20 克	玉 竹 15 克

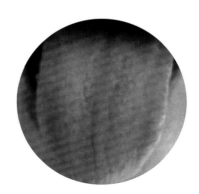

图 2-80 舌苔照片

案例81：慢性浅表性胃炎　胃阴不足证

基本信息：唐××，女，72岁。

就诊时间：2019年4月26日　农历己亥年三月廿二　谷雨—立夏

主　　诉：胃脘胀满7月余。

病史及症状：患者脘腹痞满，嘈杂，饥不欲食，恶心，嗳气，口燥咽干，大便秘结。舌红，苔少（图2-81）。脉细数。

辨病与辨证：

中医诊断：痞满·胃阴不足证

西医诊断：慢性浅表性胃炎

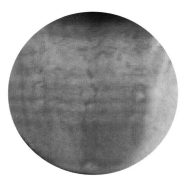

图2-81　舌苔照片

方药

柴　胡　18克	白　芍　20克	生地黄　15克
甘　草　6克	决明子　30克	藿　香　20克
大腹皮　15克	白豆蔻　10克	竹　茹　15克
白茯苓　15克	白术(炒)20克	厚　朴　6克

案例82：慢性浅表性胃炎　痰湿中阻伴胆热伤阴证

基本信息：庹××，女，46岁。

就诊时间：2019年4月27日　农历己亥年三月廿三　谷雨—立夏

主　　诉：胃脘胀满3月余。

病史及症状：患者3月前出现胃脘胀满，伴口苦、咽干，入睡困难，睡后易醒。舌红，舌中苔厚腻（图2-82）。脉滑数。

辨病与辨证：

中医诊断：痞满·痰湿中阻伴胆热伤阴证

西医诊断：慢性浅表性胃炎

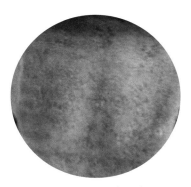

图2-82　舌苔照片

方药

佩　兰　20克	藿　香　20克	大腹皮　15克
紫苏叶　15克	甘　草　6克	陈　皮　15克
白茯苓　15克	白　芷　20克	栀　子　15克
决明子　30克	厚　朴　6克	酸枣仁　20克

案例83：慢性浅表性胃炎　肝气犯胃证

基本信息：魏××，女，55岁。

就诊时间：2019年4月28日　农历己亥年三月廿四　谷雨—立夏

主　　诉：反复胃脘胀痛9月。

病史及症状：患者胃脘胀痛，痛连两胁，情绪激动时加重，嗳气得舒，伴呕恶反酸，
　　　　　　大便干结不畅。舌红，苔白腻（图2-83）。脉弦。

辨病与辨证：

中医诊断：胃痛·肝气犯胃证

西医诊断：慢性浅表性胃炎

方　药

柴　胡 15克	白　芍 20克	枳　实 10克
厚　朴 10克	海螵蛸 20克	藿　香 30克
砂　仁 10克	佛　手 10克	陈　皮 10克
槟　榔 15克	竹　茹 15克	法半夏 10克

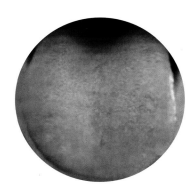

图 2-83　舌苔照片

案例84：慢性浅表性胃炎　肝气犯胃证

基本信息：杜××，女，40岁。

就诊时间：2019年4月29日　农历己亥年三月廿五　谷雨—立夏

主　　诉：胃脘胀满、嗳气1月余。

病史及症状：患者胃脘胀满1月余，遇烦恼则痛作，痛连两胁，喜嗳气，喜太息。
　　　　　　舌红，苔薄黄（图2-84）。脉弦。

辨病与辨证：

中医诊断：痞满·肝气犯胃证

西医诊断：慢性浅表性胃炎

方　药

柴　胡 18克	白　芍 20克	枳　实 10克
甘　草 6克	厚　朴 10克	莲　子 30克
佛　手 10克	薏苡仁 30克	蒲公英 15克
白茯苓 15克	白术(炒)10克	

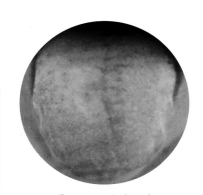

图 2-84　舌苔照片

案例85：慢性浅表性胃炎伴胃神经官能症　肝胃不和证

基本信息：柯××，男，56岁。

就诊时间：2019年4月30日　农历己亥年三月廿六　谷雨—立夏

主　　诉：反复胃脘胀满8月余。

病史及症状：患者胃脘胀满，平素情绪易激动，呃逆、矢气后胀满缓解，入睡困难，睡后易醒。舌红，苔薄黄（图2-85）。脉弦数。

辨病与辨证：

中医诊断：痞满·肝胃不和证

西医诊断：慢性浅表性胃炎伴胃神经官能症

方药

合欢皮 10克	陈 皮 15克	白茯苓 15克
白术(炒)20克	厚 朴 10克	蒲公英 10克
砂 仁 10克	白豆蔻 10克	丹 参 20克
延胡索 18克	薏苡仁 30克	首乌藤 15克

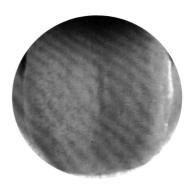

图2-85　舌苔照片

案例86：慢性浅表性胃炎　肝胃蕴热证

基本信息：龙××，女，50岁。

就诊时间：2019年5月1日　农历己亥年三月廿七　谷雨—立夏

主　　诉：反复胃脘胀满不适6月余。

病史及症状：患者6月前出现胃脘胀满不适，伴胃脘部隐痛，口干、口苦，大便干结，时有嗳气吞酸，带下色黄。舌红，苔黄（图2-86）。脉弦数。

辨病与辨证：

中医诊断：痞满·肝胃蕴热证

西医诊断：慢性浅表性胃炎

方药

鸡内金 30克	柴 胡 18克	瓦楞子 20克
枳 实 10克	甘 草 6克	藿 香 30克
大腹皮 15克	栀 子 15克	陈 皮 20克
白茯苓 15克	竹 茹 10克	法半夏 10克

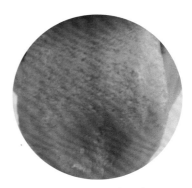

图2-86　舌苔照片

案例87：慢性浅表性胃炎　肝气犯胃夹血瘀证

基本信息：段 ××，男，68岁。

就诊时间：2019年5月2日　农历己亥年三月廿八　谷雨—立夏

主　　诉：胃脘部疼痛1年余。

病史及症状：患者胃脘疼痛，痛连两胁，嗳气、矢气则舒，大便不畅。唇舌暗紫，舌边见齿痕，苔白腻（图2-87）。脉弦涩。

辨病与辨证：

中医诊断：胃痛·肝气犯胃夹血瘀证

西医诊断：慢性浅表性胃炎

方 药		
川楝子 12克	延胡索 18克	白　芍 30克
甘　草 10克	柴　胡 15克	枳　实 10克
丹　参 20克	大腹皮 15克	陈　皮 15克
厚　朴 10克	香　附 10克	

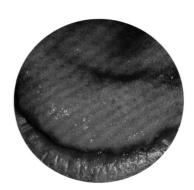

图2-87　舌苔照片

案例88：慢性浅表性胃炎　湿热中阻证

基本信息：曾 ××，女，67岁。

就诊时间：2019年5月3日　农历己亥年三月廿九　谷雨—立夏

主　　诉：反复胃脘隐痛3月余。

病史及症状：患者胃脘疼痛，脘闷灼热，口干、口苦，口渴不欲饮，纳呆呕恶，小便色黄，伴咽喉部不适。舌红，苔薄黄而腻（图2-88）。脉滑数。

辨病与辨证：

中医诊断：胃痛·湿热中阻证

西医诊断：慢性浅表性胃炎

方 药		
黄　连 6克	白茯苓 15克	竹　茹 10克
白　芍 20克	扁　豆 30克	陈　皮 15克
莲　子 30克	延胡索 15克	甘　草 6克
怀山药 30克	砂　仁 10克	白豆蔻 10克
薏苡仁 30克	黄　芩 10克	

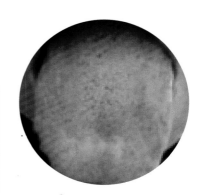

图2-88　舌苔照片

案例89：慢性浅表性胃炎　湿热伤阴证

基本信息：胡××，男，41岁。

就诊时间：2019年5月4日　农历己亥年三月廿　谷雨—立夏

主　　诉：反复上腹部不适8月余。

病史及症状：患者上腹部不适，胸闷，胸骨后灼热，口干、口苦、口臭，口渴而不欲饮，纳呆，恶心，小便色黄，大便不畅、质黏。舌红，苔黄厚腻（图2-89）。脉滑数。

辨病与辨证：

中医诊断：胃痛·湿热伤阴证

西医诊断：慢性浅表性胃炎

方　药

黄　连　6克	苍　术　20克	白茯苓　15克
白术(炒)20克	陈　皮　15克	厚　朴　10克
薏苡仁　30克	蒲公英　15克	生地黄　10克

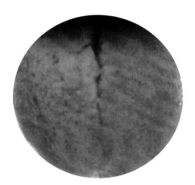

图2-89　舌苔照片

案例90：慢性浅表性胃炎　寒湿困脾证

基本信息：武××，女，48岁。

就诊时间：2019年5月5日　农历己亥年四月初一　谷雨—立夏

主　　诉：胃脘胀满、困倦乏力2月余。

病史及症状：患者2月前出现胃脘胀满，伴困倦乏力，厌食，头昏身重，此次月经量少。舌淡，苔厚腻（图2-90）。脉濡滑。

辨病与辨证：

中医诊断：痞满·寒湿困脾证

西医诊断：慢性浅表性胃炎

方　药

藿　香　30克	大腹皮　15克	怀山药　20克
砂　仁　10克	白豆蔻　10克	白茯苓　18克
薏苡仁　30克	葛　根　20克	益母草　20克
厚　朴　6克	白术(炒)20克	黄　芩　10克

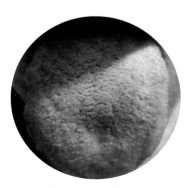

图2-90　舌苔照片

案例91：慢性浅表性胃炎 寒湿困脾证

基本信息：房××，女，68岁。

就诊时间：2019年5月6日 农历己亥年四月初二 立夏

主　　诉：厌食、乏力4月余。

病史及症状：患者不思饮食，伴乏力，胸闷，口黏，脘腹痞胀，泛恶欲吐。舌淡，苔白厚腻（图2-91）。脉濡滑。

辨病与辨证：

中医诊断：痞满·寒湿困脾证

西医诊断：慢性浅表性胃炎

方 药

丹　参 20克	苍　术 15克	厚　朴 10克
柴　胡 10克	砂　仁 10克	白豆蔻 10克
白附片 10克	干　姜 6克	大腹皮 15克
高良姜 10克	白术(炒)20克	法半夏 10克
生　姜 10克	藿　香 20克	

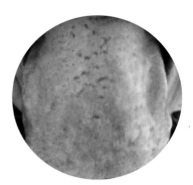

图2-91 舌苔照片

案例92：慢性浅表性胃炎 脾胃阳虚伴寒湿阻滞证

基本信息：苏××，男，52岁。

就诊时间：2019年5月7日 农历己亥年四月初三 立夏—小满

主　　诉：反复胃脘胀满4年余。

病史及症状：患者反复发作胃脘胀满，隐隐作痛，恶寒喜暖，遇寒加重，口淡不渴。舌淡，苔白腻（图2-92）。脉弦紧。

辨病与辨证：

中医诊断：痞满·脾胃阳虚伴寒湿阻滞证

西医诊断：慢性浅表性胃炎

方 药

藿　香 30克	大腹皮 15克	白附片 10克
干　姜 6克	苍　术 20克	法半夏 10克
生　姜 10克	砂　仁 10克	白豆蔻 10克
紫苏叶 20克	陈　皮 15克	白茯苓 15克
白术(炒)20克		

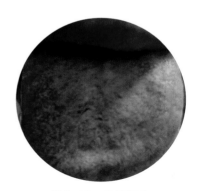

图2-92 舌苔照片

案例93：慢性浅表性胃炎　肝胃不和夹湿热证

基本信息：黄××，女，61岁。

就诊时间：2019年5月8日　农历己亥年四月初四　立夏—小满

主　　诉：反复胃脘疼痛、胀满8个月。

病史及症状：患者胃脘隐痛，伴胀满、呃逆、矢气后缓解，偶有胸骨后灼热感，口中有异味。舌红，苔薄黄（图2-93）。脉滑数。外院胃镜检查提示：慢性浅表性胃炎。

辨病与辨证：

中医诊断：胃痛·肝胃不和夹湿热证

西医诊断：慢性浅表性胃炎

方　药

藿　香 20克	大腹皮 10克	佛　手 15克
甘　草 6克	桔　梗 10克	陈　皮 15克
白茯苓 15克	白术(炒)15克	厚　朴 10克
延胡索 15克	薏苡仁 30克	川楝子 10克
丹　参 20克	佩　兰 30克	

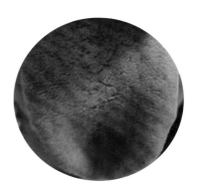

图2-93　舌苔照片

案例94：慢性浅表性胃炎伴幽门螺杆菌感染　肝胃蕴热证

基本信息：冯××，女，53岁。

就诊时间：2019年5月9日　农历己亥年四月初五　立夏—小满

主　　诉：口臭，胃中嘈杂，易饥，伴头痛6月。

病史及症状：患者口臭，胃中嘈杂，易饥，心中烦热，吞酸呕吐，伴口干、口苦、头痛。外院辅助检查提示：幽门螺杆菌检测呈阳性。舌红，苔滑腻（图2-94）。脉滑数。

辨病与辨证：

中医诊断：痞满·肝胃蕴热证

西医诊断：慢性浅表性胃炎，幽门螺杆菌感染

方　药

藿　香 30克	佩　兰 30克	栀　子 15克
黄　芩 10克	柴　胡 15克	木　通 10克
扁　豆 30克	鸡内金 20克	莲　子 30克
竹　茹 10克		

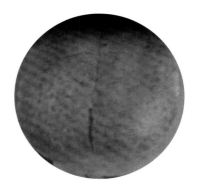

图2-94　舌苔照片

案例95：慢性浅表性胃炎伴幽门螺杆菌感染　寒湿困脾证

基本信息：刘××，男，45岁。

就诊时间：2019年5月10日　农历己亥年四月初六　立夏—小满

主　　诉：胃脘胀满、口臭3月余。

病史及症状：患者既往有慢性浅表性胃炎病史，近日胃脘胀满更甚，口淡无味，伴疲倦乏力，阴囊潮湿。舌淡红，苔白滑腻（图2-95）。脉濡缓。外院辅助检查提示：幽门螺杆菌检测呈阳性。

辨病与辨证：

中医诊断：痞满·寒湿困脾证

西医诊断：慢性浅表性胃炎，幽门螺杆菌感染

方　药		
藿　香 30克	大腹皮 15克	紫苏叶 15克
佩　兰 30克	陈　皮 15克	白茯苓 15克
白术(炒)15克	厚　朴 10克	薏苡仁 30克
苍　术 20克	神　曲 30克	蒲公英 15克

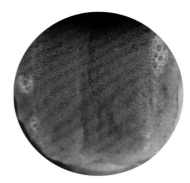

图2-95　舌苔照片

案例96：慢性浅表性胃炎伴幽门螺杆菌感染　寒湿困脾证

基本信息：罗××，女，69岁。

就诊时间：2019年5月11日　农历己亥年四月初七　立夏—小满

主　　诉：反复胃脘胀满9月余。

病史及症状：患者胃脘胀满，伴口干、口苦、口臭，厌食，喜热饮甜食。舌淡，苔白厚腻（图2-96）。脉濡滑。外院辅助检查提示：慢性浅表性胃炎，幽门螺杆菌检测呈阳性。

辨病与辨证：

中医诊断：痞满·寒湿困脾证

西医诊断：慢性浅表性胃炎，幽门螺杆菌感染

方　药		
厚　朴 10克	陈　皮 15克	藿　香 20克
薏苡仁 30克	大腹皮 15克	蒲公英 15克
高良姜 10克	建　曲 20克	白茯苓 15克
白术(炒)20克	佩　兰 30克	鸡内金 20克

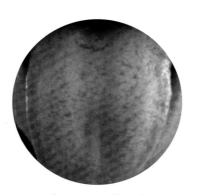

图2-96　舌苔照片

案例 97：慢性糜烂性胃炎　肝气犯胃证

基本信息：沈××，女，22岁。

就诊时间：2019年5月12日　农历己亥年四月初八　立夏—小满

主　　诉：胃脘不适、隐痛多年，加重1月余。

病史及症状：患者多年来胃脘不适，隐隐作痛，1月前加重，遇烦恼则痛作或痛甚，嗳气则痛舒，善太息。舌红，苔少而薄白（图2-97）。脉弦细。外院胃镜检查提示：糜烂性胃炎。

辨病与辨证：

中医诊断：痞满·肝气犯胃证

西医诊断：慢性糜烂性胃炎

方　药

柴　胡 15克	白　芍 30克	枳　实 10克
甘　草 6克	川楝子 12克	延胡索 18克
薏苡仁 30克	白茯苓 15克	丹　参 20克
砂　仁 10克	白豆蔻 10克	蒲公英 15克
厚　朴 6克	黄　连 6克	

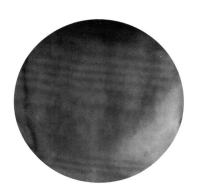

图 2-97　舌苔照片

案例 98：慢性糜烂性胃炎伴胃神经官能症　肝气犯胃夹痰湿中阻证

基本信息：王××，女，55岁。

就诊时间：2019年5月13日　农历己亥年四月初九　立夏—小满

主　　诉：反复胃脘胀满不适7月。

病史及症状：患者7月前出现胃脘不适，胀满，呃逆，伴反酸呕恶，不思饮食，头身困重。舌淡，苔白腻（图2-98）。脉弦滑。

辨病与辨证：

中医诊断：痞满·肝气犯胃夹痰湿中阻证

西医诊断：慢性糜烂性胃炎，胃神经官能症

方　药

藿　香 20克	法半夏 10克	白豆蔻 10克
白　芍 15克	柴　胡 15克	白茯苓 15克
白术(炒) 20克	薏苡仁 30克	瓦楞子 20克
海螵蛸 15克	香　附 10克	砂　仁 10克

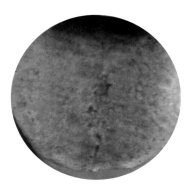

图 2-98　舌苔照片

案例99：慢性糜烂性胃炎伴幽门螺杆菌感染　肝脾不调证

基本信息：何××，男，44岁

就诊时间：2019年5月14日　农历己亥年四月初十　立夏—小满

主　　诉：反复胃脘胀满2年，加重1月。

病史及症状：患者反复出现胃脘胀满，近日因家事胀满甚，伴烦躁易怒，呃逆，嗳气，胃脘嘈杂，口苦、口臭、咽干、喜冷饮。舌红，苔薄黄（图2-99）。脉弦数。外院辅助检查提示：慢性糜烂性胃炎，幽门螺杆菌检测呈阳性。

辨病与辨证：

中医诊断：痞满·肝脾不调证

西医诊断：慢性糜烂性胃炎，幽门螺杆菌感染

方　药

陈　皮 10克	莲　子 20克	柴　胡 10克
甘　草 10克	怀山药 30克	栀　子 10克
白　芍 15克	竹　茹 10克	香　附 10克
藿　香 20克	佩　兰 20克	郁　金 10克
黄　芩 10克	黄　连 6克	

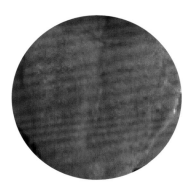

图2-99　舌苔照片

案例100：慢性糜烂性胃炎　肝气犯胃证

基本信息：罗××，女，61岁。

就诊时间：2019年5月15日　农历己亥年四月十一　立夏—小满

主　　诉：反复胃脘胀痛3年。

病史及症状：患者胃脘胀痛，痛连两胁，伴胸闷，嗳气，喜太息，嗳气或矢气后胀满及疼痛缓解。舌淡，苔白滑（图2-100）。脉弦。

辨病与辨证：

中医诊断：胃痛·肝气犯胃证

西医诊断：慢性糜烂性胃炎

方　药

柴　胡 18克	白　芍 20克	枳　实 10克
厚　朴 10克	砂　仁 10克	白豆蔻 10克
藿　香 20克	大腹皮 15克	白茯苓 15克
白术(炒)15克	丹　参 20克	川楝子 12克
延胡索 18克	甘　草 6克	瓦楞子 15克
佛　手 10克		

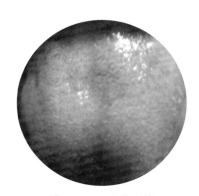

图2-100　舌苔照片

案例 101：慢性糜烂性胃炎　肝气犯胃夹湿邪中阻证

基本信息：黄××，女，61岁。

就诊时间：2019年5月16日　农历己亥年四月十二　立夏—小满

主　　诉：反复胃脘胀满7月余。

病史及症状：患者胃脘胀满，遇烦恼加重，嗳气或矢气后缓解，伴多梦、惊悸。舌尖红，苔白腻（图2-101）。脉弦。外院胃镜检查提示：慢性糜烂性胃炎。

辨病与辨证：

中医诊断：胃痛·肝气犯胃夹湿邪中阻证

西医诊断：慢性糜烂性胃炎

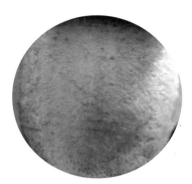

方 药

厚　朴 10克	柴　胡 18克	白　芍 20克
佛　手 10克	白茯苓 10克	酸枣仁 20克
合欢皮 15克	薏苡仁 20克	甘　草 10克
白术(炒)15克	苍　术 10克	

图 2-101　舌苔照片

案例 102：慢性糜烂性胃炎伴幽门螺杆菌感染　肝胃蕴热证

基本信息：黄××，男，29岁。

就诊时间：2019年5月17日　农历己亥年四月十三　立夏—小满

主　　诉：口臭2月余。

病史及症状：患者口臭，嗳气吞酸，气味臭秽，两胁胀满。舌红，苔黄腻（图2-102）。脉弦数。外院辅助检查提示：慢性糜烂性胃炎，幽门螺杆菌检测呈阳性。

辨病与辨证：

中医诊断：痞满·肝胃蕴热证

西医诊断：慢性糜烂性胃炎，幽门螺杆菌感染

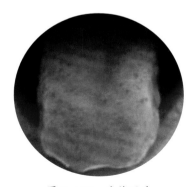

方 药

栀　子 15克	黄　芩 10克	薏苡仁 30克
莲　子 20克	砂　仁 10克	白豆蔻 10克
建　曲 20克	佩　兰 30克	藿　香 30克
陈　皮 15克	白茯苓 15克	白　术 10克

图 2-102　舌苔照片

案例103：慢性非萎缩性胃炎　胃阴虚证

基本信息：张××，男，80岁。

就诊时间：2019年5月18日　农历己亥年四月十四　立夏—小满

主　　诉：厌食、乏力3月余。

病史及症状：患者既往有幽门螺杆菌感染病史，现厌食3月余，疲倦乏力，胃脘不适，自觉有灼热感。舌红，苔花剥（图2-103）。脉沉细。

辨病与辨证：

中医诊断：痞满·胃阴虚证

西医诊断：慢性非萎缩性胃炎

方　药

沙　参 20克	生地黄 20克	香　橼 10克
麦　冬 15克	佛　手 10克	白茯苓 15克
白术(炒)20克	蒲公英 10克	薏苡仁 30克
佩　兰 20克	玉　竹 10克	莲　子 30克

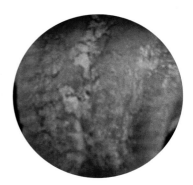

图2-103　舌苔照片

案例104：残胃炎伴贫血　痰瘀互结伴血虚证

基本信息：辛××，女，72岁。

就诊时间：2019年5月19日　农历己亥年四月十五　立夏—小满

主　　诉：胃脘嘈杂、心悸、头晕半月。

病史及症状：患者10年前行胃大部切除术，半月前自觉胃脘嘈杂，心悸，头晕，伴面色苍白，口干，胸闷恶心，皮肤瘙痒。外院辅助检查提示：贫血。舌暗淡，苔薄白（图2-104）。脉沉细而涩。

辨病与辨证：

中医诊断：痞满夹眩晕·痰瘀互结伴血虚证

西医诊断：残胃炎，贫血

方　药

天　麻 20克	法半夏 10克	丹　参 30克
地肤子 30克	黄　芪 30克	竹　茹 10克
当　归 15克	白术(炒)20克	玄　参 20克
佩　兰 30克	藿　香 30克	

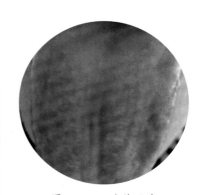

图2-104　舌苔照片

案例 105：残胃炎　胃阴虚夹湿证

基本信息：李 × ×，女，76 岁。

就诊时间：2019 年 5 月 20 日　农历己亥年四月十六　立夏—小满

主　　诉：反复胃脘胀满 2 年，加重 1 周。

病史及症状：患者 10 年前因胃溃疡穿孔行胃大部切除术，术后恢复尚可。近两
　　　　　　年时感胃脘胀满，伴口苦、咽干，腰膝酸软，大便干结。舌红，苔
　　　　　　花剥（图 2-105）。脉细滑。

辨病与辨证：

中医诊断：痞满·胃阴虚夹湿证

西医诊断：残胃炎

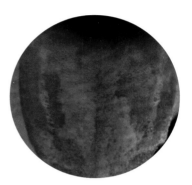

图 2-105　舌苔照片

方　药

党　参 20 克	生地黄 20 克	沙　参 15 克
莲　子 30 克	白　芍 20 克	白茯苓 15 克
白术(炒)20 克	槟　榔 15 克	薏苡仁 30 克
山茱萸 15 克	怀山药 30 克	

案例 106：幽门螺杆菌感染　湿热蕴结中焦证

基本信息：胡 × ×，男，71 岁。

就诊时间：2019 年 5 月 21 日　农历己亥年四月十七　小满

主　　诉：口苦、口臭，乏力，嗜睡 3 月余。

病史及症状：患者口苦、口臭、咽干舌燥，晨起尤甚。外院辅助检查提示：幽门
　　　　　　螺杆菌检测呈阳性。舌红，苔黄见芒刺（图 2-106）。脉沉滑。

辨病与辨证：

中医诊断：痞满·湿热蕴结中焦证

西医诊断：幽门螺杆菌感染

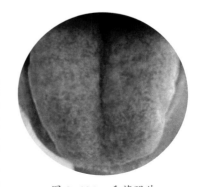

图 2-106　舌苔照片

方　药

佩　兰 30 克	厚　朴 6 克	藿　香 20 克
白术(炒)20 克	黄　连 10 克	薏苡仁 30 克
陈　皮 20 克	白茯苓 15 克	

案例 107：幽门螺杆菌感染　肝胃蕴热证

基本信息：房××，男，79 岁。

就诊时间：2019 年 5 月 22 日　农历己亥年四月十八　小满—芒种

主　　诉：口干、口臭 8 月余。

病史及症状：患者口干、口臭，伴胁肋胀痛，纳呆，嗳气，烦躁易怒。舌红绛，苔薄白（图 2-107）。脉弦细。外院辅助检查提示：幽门螺杆菌检测呈阳性。

辨病与辨证：

中医诊断：痞满·肝胃蕴热证

西医诊断：幽门螺杆菌感染

方　药

栀　子 15 克	当　归 10 克	白　芍 20 克
柴　胡 10 克	白茯苓 15 克	白术(炒)20 克
牡丹皮　6 克	佩　兰 20 克	合欢皮 15 克
黄　芩 10 克	黄　连　6 克	藿　香 20 克

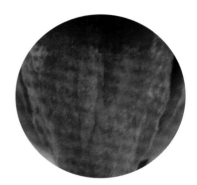

图 2-107　舌苔照片

案例 108：幽门螺杆菌感染　肝胃郁热证

基本信息：何××，女，22 岁。

就诊时间：2019 年 5 月 23 日　农历己亥年四月十九　小满—芒种

主　　诉：口臭 4 月余。

病史及症状：患者 4 月前自觉口有异味，奇臭难闻，伴牙龈肿痛糜烂，心中烦热，嘈杂易饥，吞酸呕吐。舌红，苔薄黄，舌中裂纹（图 2-108）。脉弦数。外院辅助检查提示：幽门螺杆菌检测呈阳性。

辨病与辨证：

中医诊断：痞满·肝胃郁热证

西医诊断：幽门螺杆菌感染

方　药

佩　兰 30 克	藿　香 30 克	大腹皮 15 克
甘　草 10 克	陈　皮 20 克	白茯苓 15 克
白术(炒)20 克	厚　朴 10 克	法半夏 10 克
建　曲 30 克	栀　子 15 克	黄　连　6 克

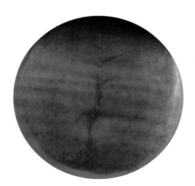

图 2-108　舌苔照片

案例109：幽门螺杆菌感染　寒湿困脾夹肾阳虚证

基本信息：刘××，女，45岁。

就诊时间：2019年5月24日　农历己亥年四月廿　小满—芒种

主　　诉：口臭6月余。

病史及症状：患者口臭，自觉口淡无味6月余，伴畏寒肢冷，腰膝酸软，疲倦乏力，喜辛辣热饮。舌淡，苔白腻，舌根部见裂纹（图2-109）。脉濡缓。外院辅助检查提示：幽门螺杆菌检测呈阳性。

辨病与辨证：

中医诊断：口臭·寒湿困脾夹肾阳虚证

西医诊断：幽门螺杆菌感染

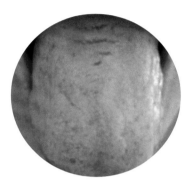

图2-109　舌苔照片

方　药

藿　香　20克	佩　兰　20克	鸡内金　30克
甘　草　6克	白附片　15克	白茯苓　15克
白术(炒)10克	厚　朴　6克	薏苡仁　30克
苍　术　20克	建　曲　20克	肉　桂　6克

案例110：胃下垂伴直肠内脱　中气下陷证

基本信息：陈××，女，66岁。

就诊时间：2019年5月25日　农历己亥年四月廿一　小满—芒种

主　　诉：胃脘胀满，肛门坠胀且隐痛1月。

病史及症状：患者胃脘胀满，大便时溏时泻，迁延反复，伴肛门坠胀且隐隐作痛。舌淡，苔白厚腻（图2-110）。脉细弱。

辨病与辨证：

中医诊断：痞满·中气下陷证

西医诊断：胃下垂伴直肠内脱

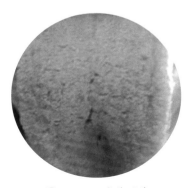

图2-110　舌苔照片

方　药

党　参　30克	苍　术　20克	甘　草　10克
白术(炒)15克	当　归　15克	陈　皮　20克
黄　芪　40克	升　麻　18克	柴　胡　18克
厚　朴　10克	怀山药　30克	薏苡仁　30克

案例111：习惯性便秘　热秘证

基本信息：兰××，女，40岁。

就诊时间：2019年5月26日　农历己亥年四月廿二　小满—芒种

主　诉：大便干结7年余。

病史及症状：患者大便干结，腹胀、腹痛，口干、口臭，面红心烦，小便短赤。舌红，苔薄黄（图2-111）。脉滑数。

辨病与辨证：

中医诊断：便秘·热秘证

西医诊断：习惯性便秘

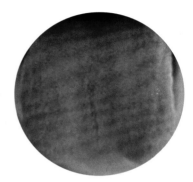

图2-111　舌苔照片

方　药		
槟　榔 20克	厚　朴 10克	大腹皮 15克
生地黄 20克	白　芍 20克	甘　草 10克
火麻仁 20克	当　归 15克	栀　子 15克
陈　皮 20克	柴　胡 15克	决明子 30克

案例112：功能性便秘　气虚夹湿证

基本信息：丰××，女，39岁。

就诊时间：2019年5月27日　农历己亥年四月廿三　小满—芒种

主　诉：排便不爽1月。

病史及症状：患者排便困难，但大便不干结，用力排便则汗出短气，便后乏力。舌淡，苔薄白（图2-112）。脉细弱。

辨病与辨证：

中医诊断：便秘·气虚夹湿证

西医诊断：功能性便秘

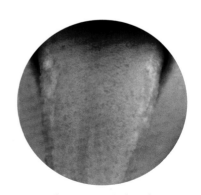

图2-112　舌苔照片

方　药		
党　参 30克	白茯苓 15克	决明子 30克
白术(炒)20克	白扁豆 30克	槟　榔 10克
白　芍 20克	甘　草 10克	陈　皮 15克
莲　子 30克	怀山药 30克	砂　仁 10克
白豆蔻 10克	大腹皮 15克	黄　芪 30克
柴　胡 15克		

案例113：功能性便秘　肠热湿滞证

基本信息：刘××，男，55岁。

就诊时间：2019年5月28日　农历己亥年四月廿四　小满—芒种

主　　诉：大便干结2月余。

病史及症状：患者大便干结，伴腹痛、腹胀，口臭、口干，面红心烦。舌红，苔黄燥（图2-113）。脉滑数。

辨病与辨证：

中医诊断：便秘·肠热湿滞证

西医诊断：功能性便秘

方　药

火麻仁 20克	决明子 30克	厚　朴 10克
枳　实 10克	大　黄 10克	蒲公英 10克
牛　膝 15克	生地黄 20克	藿　香 20克
大腹皮 15克	槟　榔 10克	甘　草 10克

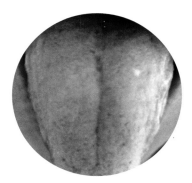

图2-113　舌苔照片

案例114：老年性便秘　气阴两虚证

基本信息：郑××，女，82岁。

就诊时间：2019年5月29日　农历己亥年四月廿五　小满—芒种

主　　诉：大便干结3月余。

病史及症状：患者3月前出现大便干结，排出困难，伴倦怠乏力，口干，腹痛。舌红，苔糙见裂纹（图2-114）。脉细弱。

辨病与辨证：

中医诊断：便秘·气阴两虚证

西医诊断：老年性便秘

方　药

决明子 20克	玄　参 25克	厚　朴 10克
菊　花 20克	麦　冬 15克	甘　草 6克
陈　皮 15克	砂　仁 10克	黄　芪 30克
薏苡仁 30克	生地黄 20克	槟　榔 20克
蒲公英 15克		

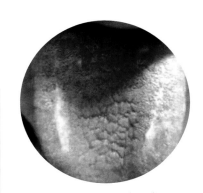

图2-114　舌苔照片

案例 115：老年性便秘　气虚伴寒湿阻滞证

基本信息：罗××，女，66岁。

就诊时间：2019年5月30日　农历己亥年四月廿六　小满—芒种

主　　诉：大便干结，欲便不得出2年。

病史及症状：患者大便干结，欲便不得出，伴腹中胀痛，食纳减少，困倦乏力。舌淡，苔白腻（图2-115）。脉弦细。

辨病与辨证：

中医诊断：便秘·气虚伴寒湿阻滞证

西医诊断：老年性便秘

方　药

火麻仁 20克	决明子 20克	菊　花 20克
白附片 10克	厚　朴 6克	枳　实 10克
白术(炒)15克	苍　术 15克	怀山药 30克
黄　芪 40克	藿　香 30克	佩　兰 30克
干　姜 6克	党　参 30克	

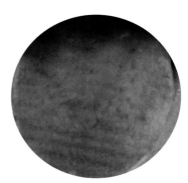

图 2-115　舌苔照片

案例 116：老年性便秘　脾肾阳虚伤阴夹瘀证

基本信息：李××，男，62岁。

就诊时间：2019年5月31日　农历己亥年四月廿七　小满—芒种

主　　诉：大便困难6月余。

病史及症状：患者大便困难，便质时干时稀，伴腹部胀满，倦怠乏力，畏寒肢冷。舌暗紫，苔黄糙（图2-116）。脉细滑。

辨病与辨证：

中医诊断：便秘·脾肾阳虚伤阴夹瘀证

西医诊断：老年性便秘

方　药

党　参 30克	白茯苓 15克	白术(炒)20克
白扁豆 30克	决明子 25克	莲　子 30克
甘　草 10克	怀山药 30克	豆　蔻 10克
白附片 10克	干　姜 10克	当　归 10克

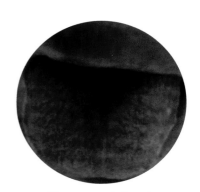

图 2-116　舌苔照片

案例117：老年性便秘伴脑卒中后遗症　痰瘀闭阻夹阳虚证

基本信息：屈××，男，68岁。

就诊时间：2019年6月1日　农历己亥年四月廿八　小满—芒种

主　　诉：大便干结、排便不畅1月。

病史及症状：患者既往有高血压、糖尿病、脑梗死病史，现大便干结，排便不畅，伴
　　　　　　胸闷呕恶，偶有小便失禁。舌淡，苔黄糙（图2-117）。脉细涩。

辨病与辨证：

中医诊断：便秘，中风后遗症·痰瘀闭阻夹阳虚证

西医诊断：老年性便秘，脑卒中后遗症

方　药

白附片 15克	玄 参 15克	丹 参 20克
天花粉 15克	僵 蚕 10克	肉苁蓉 15克
当 归 15克	赤 芍 10克	白茯苓 15克
玉米须 15克	白术(炒)20克	决明子 30克
火麻仁 20克	竹 茹 15克	

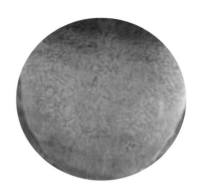

图2-117　舌苔照片

案例118：肠梗阻　寒邪内阻证

基本信息：李××，男，76岁。

就诊时间：2019年6月2日　农历己亥年四月廿九　小满—芒种

主　　诉：腹痛伴恶心2天，加重1天。

病史及症状：患者腹痛，恶心，伴四肢发凉，遇寒痛甚，得温痛减，3日未大便，
　　　　　　外用开塞露后仍然未行，无呃逆、矢气，口淡不渴。舌暗淡，苔薄
　　　　　　白（图2-118）。脉沉紧。

辨病与辨证：

中医诊断：腹痛·寒邪内阻证

西医诊断：肠梗阻

方　药

白术(炒)10克	竹 茹 10克	厚 朴 10克
生 姜 10克	肉 桂 10克	白附片 10克
吴茱萸 10克	大 黄 10克	白 芍 30克
甘 草 10克	干 姜 6克	延胡索 15克

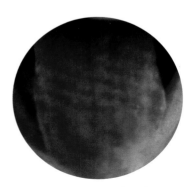

图2-118　舌苔照片

案例119：直肠内脱　脾肾两虚证

基本信息：张××，女，49岁。

就诊时间：2019年6月3日　农历己亥年五月初一　小满—芒种

主　　诉：自觉肛门有下坠感半年余。

病史及症状：患者自觉肛门有下坠感，持续半年，劳累或蹲便后更甚，兼头晕、耳鸣，神疲困倦，动则气促，腰膝酸软无力，夜尿频，大便干结难解。舌红，苔少（图2-119）。脉细弱。

辨病与辨证：

中医诊断：脱肛·脾肾两虚证

西医诊断：直肠内脱

方　药

党　参　20克	甘　草　10克	白术(炒)20克
当　归　15克	肉苁蓉　15克	黄　芪　30克
升　麻　15克	白扁豆　30克	火麻仁　20克
生地黄　20克	槟　榔　10克	厚　朴　10克

图2-119　舌苔照片

案例120：痔疮　湿热下注伤络证

基本信息：罗××，男，65岁。

就诊时间：2019年6月4日　农历己亥年五月初二　小满—芒种

主　　诉：肛门疼痛3天，加重1天。

病史及症状：患者既往有高血压病史，现肛门部隐隐作痛，伴肛门坠胀感，大便挟有血丝，血色鲜红，阴囊潮湿。舌红，苔黄厚腻，伴见裂纹（图2-120）。脉滑数。

辨病与辨证：

中医诊断：便血·湿热下注伤络证

西医诊断：痔疮

方　药

陈　皮　15克	白茯苓　15克	白术(炒)15克
茜　草　20克	白　芍　20克	连　翘　15克
川楝子　12克	薏苡仁　30克	蒲公英　18克
佩　兰　20克	黄　连　10克	延胡索　15克

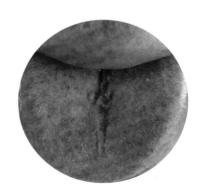

图2-120　舌苔照片

第三节 舌象在运动系统常见疾病中的运用

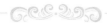

案例121：颈椎病 痰湿中阻伴血瘀证

基本信息：杨××，男，65岁。

就诊时间：2019年6月5日 农历己亥年五月初三 小满—芒种

主　　诉：头晕7天。

病史及症状：患者头晕，头重昏蒙，自觉心跳加速，伴视物旋转，恶心呕吐，食少多寐。舌暗紫，苔白腻（图2-121）。脉濡滑。

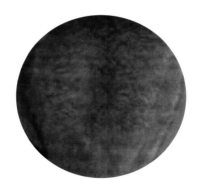

图2-121　舌苔照片

辨病与辨证：

中医诊断：眩晕·痰湿中阻伴血瘀证

西医诊断：颈椎病（椎动脉型＋交感神经型）

方药				
	当　归 15克	丹　参 20克	蜈　蚣 1条	薏苡仁 30克
	佩　兰 30克	葛　根 30克	白茯苓 15克	法半夏 10克
	白术(炒)20克	天　麻 20克	大　枣 15克	藿　香 20克

案例122：颈椎病并发脑血管供血不足　痰湿中阻伴血瘀证

基本信息：杨××，女，74岁。

就诊时间：2019年6月6日　农历己亥年五月初四　芒种

主　　诉：眩晕、乏力15天。

病史及症状：患者眩晕，头重昏蒙，伴上肢麻木，嗜睡乏力，胸闷恶心。舌淡紫，苔白腻（图2-122）。脉濡滑。

辨病与辨证：

中医诊断：眩晕·痰湿中阻伴血瘀证

西医诊断：颈椎病并发脑血管供血不足

方　药		
葛　根 20克	川　芎 6克	藿　香 30克
大腹皮 15克	紫苏叶 20克	甘　草 6克
丹　参 20克	陈　皮 15克	白茯苓 15克
白术(炒)20克	厚　朴 6克	法半夏 10克
生　姜 10克	砂　仁 10克	

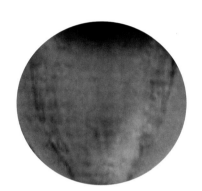

图2-122　舌苔照片

案例123：颈椎退行性病变　肾阳虚伴湿邪阻络证

基本信息：邓××，男，70岁。

就诊时间：2019年6月7日　农历己亥年五月初五　芒种—夏至

主　　诉：双上肢麻木伴背部疼痛4月余。

病史及症状：患者双上肢远端麻木，伴肌肉酸楚、重着、疼痛，背部疼痛尤甚，双手指关节屈伸不利。舌淡，舌根部苔白腻（图2-123）。脉濡缓。外院诊断：颈椎退行性病变。

辨病与辨证：

中医诊断：痹证·肾阳虚伴湿邪阻络证

西医诊断：颈椎退行性病变

方　药		
薏苡仁 30克	葛　根 20克	桂　枝 10克
桑　枝 10克	羌　活 10克	苏　木 10克
姜　黄 10克	大血藤 30克	木　瓜 20克
当　归 15克	苍　术 20克	延胡索 18克
淫羊藿 30克	五加皮 10克	

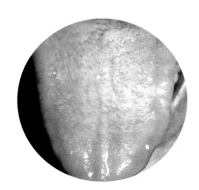

图2-123　舌苔照片

案例 124：颈椎退行性病变　痰瘀互结证

基本信息：乔 × ×，女，55 岁。

就诊时间：2019 年 6 月 8 日　农历己亥年五月初六　芒种—夏至

主　　诉：头晕 6 天。

病史及症状：患者头晕，伴上肢麻木，心烦多梦，厌食呕恶。舌暗淡，苔白滑（图 2-124）。脉濡滑。外院颈椎 CT 检查提示：颈椎退行性病变。

辨病与辨证：

中医诊断：痹证·痰瘀互结证

西医诊断：颈椎退行性病变

方　药

当　归 15 克	白　芍 20 克	柴　胡 15 克
白茯苓 15 克	白术(炒)20克	竹　茹 10 克
枸杞子 30 克	杜　仲 10 克	丹　参 20 克
三　棱 10 克	莪　术 10 克	苏　木 10 克
淫羊藿 10 克	首乌藤 30 克	法半夏 10 克
合欢皮 15 克		

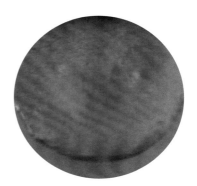

图 2-124　舌苔照片

案例 125：颈椎病伴背筋膜炎　寒湿闭阻证

基本信息：陈 × ×，男，53 岁。

就诊时间：2019 年 6 月 9 日　农历己亥年五月初七　芒种—夏至

主　　诉：背部隐痛 7 月，加重 2 周。

病史及症状：患者既往有颈椎病病史，现背部隐痛 7 月，近 2 周疼痛明显，夜间加重，活动或热敷后稍舒。舌淡，苔白滑腻（图 2-125）。脉沉紧。

辨病与辨证：

中医诊断：痹证·寒湿闭阻证

西医诊断：颈椎病，背筋膜炎

方　药

红　花 12 克	延胡索 18 克	白附片 10 克
白　芍 20 克	莲　子 30 克	丹　参 15 克
桂　枝 10 克	麻　黄 10 克	白茯苓 15 克
白术(炒)20克	厚　朴 10 克	细　辛 3 克

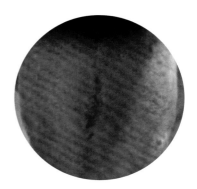

图 2-125　舌苔照片

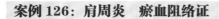

案例 126：肩周炎　瘀血阻络证

基本信息：刘××，女，74 岁。

就诊时间：2019 年 6 月 10 日　农历己亥年五月初八　芒种—夏至

主　　诉：肩部疼痛、活动受限 2 月。

病史及症状：患者肩部疼痛，痛处固定不移，活动受限，屈伸不利。舌暗红，苔白（图
2-126）。脉弦涩。

辨病与辨证：

中医诊断：痹证·瘀血阻络证

西医诊断：肩周炎

方　药

桂 枝 10 克	葛 根 20 克	大血藤 30 克
薏苡仁 30 克	桑 枝 15 克	羌 活 10 克
舒筋草 15 克	伸筋草 15 克	全 蝎 3 克
独 活 10 克	红 花 10 克	当 归 10 克

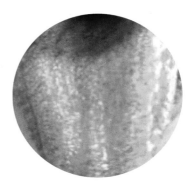

图 2-126　舌苔照片

案例 127：肩周炎　寒邪闭阻证

基本信息：周××，女，48 岁。

就诊时间：2019 年 6 月 11 日　农历己亥年五月初九　芒种—夏至

主　　诉：右上肢疼痛 2 月，加重 7 天。

病史及症状：患者自觉右侧上肢疼痛重着、活动受限 2 月，近日疼痛加重，伴下肢
转筋，得温痛减，腰膝酸软。舌淡，苔白滑（图 2-127）。脉弦紧。

辨病与辨证：

中医诊断：痹证·寒邪闭阻证

西医诊断：肩周炎

方　药

羌 活 10 克	独 活 10 克	三 棱 10 克
莪 术 10 克	苏 木 10 克	姜 黄 10 克
薏苡仁 30 克	伸筋草 15 克	舒筋草 15 克
桂 枝 10 克	葛 根 20 克	当 归 15 克
大血藤 30 克	木 瓜 30 克	菟丝子 20 克
骨碎补 15 克		

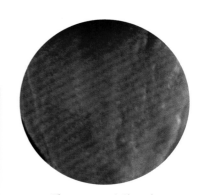

图 2-127　舌苔照片

案例 128：腰椎骨质增生伴风湿病　寒湿闭阻夹肾阳虚衰证

基本信息：胡 ××，女，56 岁。

就诊时间：2019 年 6 月 12 日　农历己亥年五月初十　芒种—夏至

主　　诉：双下肢酸胀、疼痛 2 月余。

病史及症状：患者双下肢酸胀、疼痛，远端伴有麻木感，腰膝酸软，偶有下肢转筋。舌淡，苔白厚腻（图 2-128）。脉沉紧。外院辅助检查提示：腰椎骨质增生，风湿因子阳性。

辨病与辨证：

中医诊断：痹证·寒湿闭阻夹肾阳虚衰证

西医诊断：腰椎骨质增生，风湿病

方　药

薏苡仁 30 克	当　归 15 克	白　芍 20 克
淫羊藿 20 克	白茯苓 15 克	大血藤 30 克
伸筋草 15 克	舒筋草 15 克	木　瓜 20 克
白术(炒)20 克	川续断 15 克	独　活 10 克

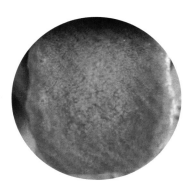

图 2-128　舌苔照片

85

案例 129：腰椎骨质增生伴半月板损伤　寒湿瘀阻证

基本信息：黄 ××，女，34 岁。

就诊时间：2019 年 6 月 13 日　农历己亥年五月十一　芒种—夏至

主　　诉：腰痛 1 年余。

病史及症状：患者腰痛 1 年余，痛有定处，日轻夜重，不能转侧，伴膝关节酸痛。舌暗，有瘀斑，苔滑腻（图 2-129）。脉沉涩。外院辅助检查提示：腰椎骨质增生，半月板损伤，乳腺增生。

辨病与辨证：

中医诊断：痹证·寒湿瘀阻证

西医诊断：腰椎骨质增生，半月板损伤

方　药

当　归 15 克	白　芍 30 克	柴　胡 10 克
大血藤 30 克	木　瓜 30 克	薏苡仁 30 克
三　棱 10 克	莪　术 10 克	苏　木 10 克
姜　黄 10 克	杜　仲 10 克	蜈　蚣 1 条

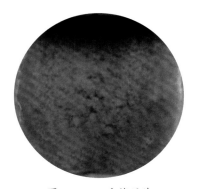

图 2-129　舌苔照片

案例130：腰椎骨质增生伴风湿性关节炎　痰瘀阻络化热证

基本信息：王××，女，56岁。

就诊时间：2019年6月14日　农历己亥年五月十二　芒种—夏至

主　　诉：腰痛伴下肢酸胀1月。

病史及症状：患者腰痛，下肢酸胀，行动不便，伴小腿转筋，脚趾关节肿胀及屈伸不利，口渴烦闷。舌暗红，舌根部苔厚腻（图2-130）。脉弦滑。外院辅助检查提示：腰椎骨质增生。

辨病与辨证：

中医诊断：痹证·痰瘀阻络化热证

西医诊断：腰椎骨质增生，风湿性关节炎

方　药

薏苡仁 30克	伸筋草 10克	舒筋草 10克
羌 活 10克	独 活 10克	桃 仁 10克
红 花 10克	当 归 15克	威灵仙 10克
木 瓜 15克	葛 根 20克	连 翘 10克

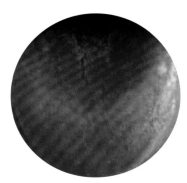

图2-130　舌苔照片

案例131：腰椎骨质增生伴结肠炎　气滞血瘀夹肾虚证

基本信息：游××，女，55岁。

就诊时间：2019年6月15日　农历己亥年五月十三　芒种—夏至

主　　诉：腰骶部酸痛伴腹痛7月。

病史及症状：患者腰骶部酸痛，伴下腹部隐痛，大便次数增多，一日3~5次。舌红，苔薄黄（图2-131）。脉弦涩。外院诊断：腰椎骨质增生，结肠炎。

辨病与辨证：

中医诊断：痹证，腹痛·气滞血瘀夹肾虚证

西医诊断：腰椎骨质增生，结肠炎

方　药

薏苡仁 30克	白术(炒)15克	苍 术 15克
陈 皮 15克	伸筋草 15克	舒筋草 15克
白 芷 10克	延胡索 18克	葛 根 20克
黄 芩 10克	黄 连 10克	怀山药 30克
白扁豆 30克	补骨脂 30克	莲 子 20克
法半夏 10克		

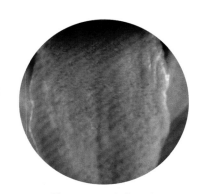

图2-131　舌苔照片

案例 132：颈腰椎退行性病变　气阴亏虚夹痰瘀互结证

基本信息：代 × ×，女，70 岁。

就诊时间：2019 年 6 月 16 日　农历己亥年五月十四　芒种—夏至

主　　诉：四肢麻木伴全身酸痛 1 年余。

病史及症状：患者既往有高血压病史，现四肢麻木、酸胀，伴头晕，下肢抽筋，口干、口苦。舌红绛，舌边苔腻，舌中光剥（图 2-132）。脉滑数。外院检查提示：颈腰椎退行性病变。

辨病与辨证：

中医诊断：痹证·气阴亏虚夹痰瘀互结证

西医诊断：颈腰椎退行性病变

方　药

丹　参 20 克	法半夏 10 克	白术(炒)10 克
白茯苓 10 克	姜　黄 10 克	伸筋草 15 克
舒筋草 15 克	大血藤 20 克	木　瓜 15 克
薏苡仁 30 克	羌　活 10 克	独　活 10 克
当　归 10 克	白　芍 20 克	菊　花 15 克
天　麻 20 克		

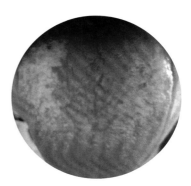

图 2-132　舌苔照片

案例 133：膝关节退行性病变伴半月板损伤　瘀血阻络证

基本信息：王 × ×，女，46 岁。

就诊时间：2019 年 6 月 17 日　农历己亥年五月十五　芒种—夏至

主　　诉：膝关节疼痛 1 年余。

病史及症状：患者膝关节疼痛，痛处固定不移，屈伸不利。舌暗紫，苔黄糙伴裂纹（图 2-133）。脉弦涩。外院辅助检查提示：膝关节退行性病变，半月板损伤。

辨病与辨证：

中医诊断：痹证·瘀血阻络证

西医诊断：膝关节退行性病变，半月板损伤

方　药

杜　仲 10 克	羌　活 10 克	独　活 10 克
舒筋草 15 克	伸筋草 15 克	当　归 15 克
薏苡仁 30 克	红　花 6 克	三　棱 10 克
莪　术 10 克	苏　木 10 克	姜　黄 10 克
大血藤 30 克	蜈　蚣 1 条	桑寄生 10 克
川续断 15 克	牛　膝 10 克	

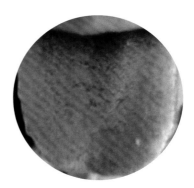

图 2-133　舌苔照片

案例134：右侧半月板损伤兼膝关节腔积液　寒湿闭阻证

基本信息：蒋××，女，66岁。

就诊时间：2019年6月18日　农历己亥年五月十六　芒种—夏至

主　　诉：右下肢膝关节疼痛4月。

病史及症状：患者4月前出现双下肢关节疼痛，右侧为甚，疼痛部位固定，遇寒痛甚，关节屈伸不利。舌体瘦长，舌淡，苔薄白（图2-134）。脉弦紧。外院CT检查提示：右侧半月板损伤，右侧膝关节腔积液。

辨病与辨证：

中医诊断：痹证·寒湿闭阻证

西医诊断：右侧半月板损，右侧膝关节腔积液

方　药

三　棱 10克	莪　术 10克	姜　黄 10克
苏　木 10克	伸筋草 15克	舒筋草 15克
牛　膝 15克	细　辛 3克	蜈　蚣 1条
大血藤 30克	木　瓜 30克	葛　根 20克
红　花 6克	杜　仲 10克	

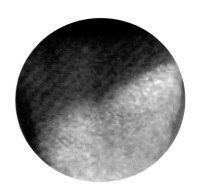

图2-134　舌苔照片

案例135：半月板损伤　痰瘀互结证

基本信息：蒋××，女，66岁。

就诊时间：2019年6月19日　农历己亥年五月十七　芒种—夏至

主　　诉：双膝关节肿痛15天。

病史及症状：患者双膝关节肿痛，肢体重着，屈伸不利。舌暗淡，苔滑腻（图2-135）。脉弦涩。外院影像学检查提示：半月板损伤。

辨病与辨证：

中医诊断：痹证·痰瘀互结证

西医诊断：半月板损伤

方　药

当　归 15克	川续断 15克	白茯苓 15克
牛　膝 15克	杜　仲 10克	伸筋草 15克
舒筋草 15克	三　棱 10克	莪　术 10克
苏　木 10克	姜　黄 10克	薏苡仁 30克

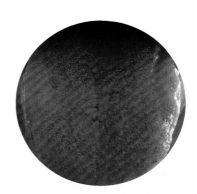

图2-135　舌苔照片

案例136：腓肠肌痉挛　肝肾两虚伴寒邪阻络证

基本信息：李××，女，54岁。

就诊时间：2019年6月20日　农历己亥年五月十八　芒种—夏至

主　　诉：下肢转筋1月。

病史及症状：患者行透析治疗后第6月出现下肢转筋、疼痛，眩晕，耳鸣，两目干涩，腰膝酸软。舌淡，苔白腻，伴见裂纹（图2-136）。脉沉细。既往外院诊断有尿毒症。

辨病与辨证：

中医诊断：痹证·肝肾两虚伴寒邪阻络证

西医诊断：腓肠肌痉挛

方 药

白茯苓 18克	大 枣 10克	细 辛 3克
白术(炒)15克	薏苡仁 30克	蜈 蚣 1条
木 瓜 30克	伸筋草 15克	舒筋草 15克
鸡血藤 20克	怀山药 30克	延胡索 15克

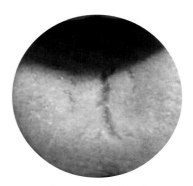

图2-136　舌苔照片

案例137：风湿性关节炎　寒湿闭阻证

基本信息：武××，女，48岁。

就诊时间：2019年6月21日　农历己亥年五月十九　夏至

主　　诉：双下肢麻木、疼痛6月余。

病史及症状：患者6月前出现双下肢麻木、疼痛，关节活动不利，现双下肢麻木、疼痛活动后好转，伴口臭、口苦，月经量少，白带增多。舌淡，苔白滑腻（图2-137）。脉濡缓。

辨病与辨证：

中医诊断：痹证·寒湿闭阻证

西医诊断：风湿性关节炎

方 药

白术(炒)20克	苍 术 20克	砂 仁 10克
薏苡仁 30克	牛 膝 10克	杜 仲 10克
葛 根 20克	黄 芩 15克	佩 兰 30克
白茯苓 6克	木 瓜 30克	伸筋草 15克
舒筋草 15克	大血藤 20克	

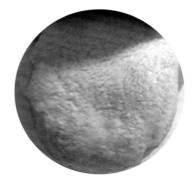

图2-137　舌苔照片

案例 138：类风湿关节炎　风痰瘀阻证

基本信息：李××，女，73岁。

就诊时间：2019年6月22日　农历己亥年五月廿　夏至—小暑

主　　诉：全身疼痛、酸楚2年余。

病史及症状：患者全身疼痛、酸楚，下肢痛甚，痛处固定不移，小关节变形，屈伸不利，眠差。舌暗，苔白腻（图2-138）。脉弦涩。

辨病与辨证：

中医诊断：痹证·风痰瘀阻证

西医诊断：类风湿关节炎

方　药

羌　活 10克	独　活 10克	伸筋草 15克
舒筋草 15克	杜　仲 10克	大血藤 20克
当　归 15克	白　芍 20克	白茯苓 15克
白术(炒)20克	全　蝎 3克	薏苡仁 30克
三　棱 10克	莪　术 10克	苏　木 10克
姜　黄 10克	五加皮 15克	木　瓜 30克
合欢皮 15克	丹　参 20克	

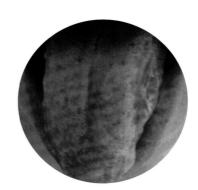

图 2-138　舌苔照片

案例 139：类风湿关节炎　痰瘀痹阻证

基本信息：蒋××，男，84岁。

就诊时间：2019年6月23日　农历己亥年五月廿一　夏至—小暑

主　　诉：四肢疼痛伴关节变形10余年。

病史及症状：患者四肢疼痛伴关节变形，痛处固定不移，关节肌肤紫暗，关节肿胀、屈伸不利，面色晦暗。舌暗紫，苔白糙（图2-139）。脉弦涩。

辨病与辨证：

中医诊断：痹证·痰瘀痹阻证

西医诊断：类风湿关节炎

方　药

陈　皮 20克	法半夏 10克	白茯苓 15克
甘　草 10克	首乌藤 30克	丹　参 30克
舒筋草 15克	伸筋草 15克	薏苡仁 30克
三　棱 10克	莪　术 10克	苏　木 10克
姜　黄 10克	木　瓜 20克	大血藤 30克
当　归 15克		

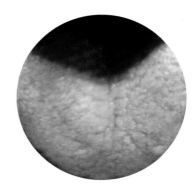

图 2-139　舌苔照片

案例 140：老年性骨质疏松症　湿热闭阻夹脾肾两虚证

基本信息：周××，男，62岁。

就诊时间：2019年6月24日　农历己亥年五月廿二　夏至—小暑

主　　诉：浑身疼痛、四肢酸楚伴乏力2周。

病史及症状：患者2周前自觉浑身疼痛，四肢酸楚，全身乏力，头昏嗜睡，烦恶呕吐。舌淡红，苔黄腻（图2-140）。脉滑数。

辨病与辨证：

中医诊断：痹证·湿热闭阻夹脾肾两虚证

西医诊断：老年性骨质疏松症

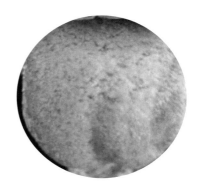

图2-140　舌苔照片

方　药

薏苡仁 30克	砂　仁 10克	白豆蔻 10克
藿　香 30克	陈　皮 20克	白茯苓 15克
白术(炒)20克	厚　朴 10克	石菖蒲 10克
竹　茹 10克	川续断 15克	佩　兰 30克
葛　根 20克	苍　术 30克	黄　芩 10克

案例 141：老年性骨质疏松症　痰瘀互结证

基本信息：李××，女，72岁。

就诊时间：2019年6月25日　农历己亥年五月廿三　夏至—小暑

主　　诉：全身疼痛1年余。

病史及症状：患者全身疼痛1年余，伴关节屈伸不利，眠差，脚转筋。舌暗紫，苔白腻（图2-141）。脉弦涩。

辨病与辨证：

中医诊断：痹证·痰瘀互结证

西医诊断：老年性骨质疏松症

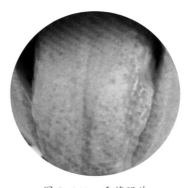

图2-141　舌苔照片

方　药

舒筋草 15克	伸筋草 15克	牛　膝 15克
葛　根 20克	桑　枝 10克	薏苡仁 30克
合欢皮 15克	全　蝎 3克	红　花 10克
丹　参 30克	杜　仲 10克	细　辛 3克
三　棱 10克	莪　术 10克	苏　木 10克
木　瓜 20克		

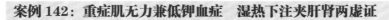

案例142：重症肌无力兼低钾血症　湿热下注夹肝肾两虚证

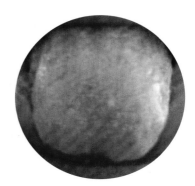

基本信息：杨××，男，48岁。

就诊时间：2019年6月26日　农历己亥年五月廿四　夏至—小暑

主　　诉：四肢酸楚乏力、阴囊潮湿3月。

病史及症状：患者近3月四肢酸楚乏力，阴囊潮湿，小便短赤。舌红，舌中部苔黄腻（图2-142）。脉细弦而滑。外院诊断：重症肌无力，低钾血症。

辨病与辨证：

中医诊断：痿证·湿热下注夹肝肾两虚证

西医诊断：重症肌无力，低钾血症

方　药

栀　子 15克	黄　芩 10克	柴　胡 18克
木　通 10克	白术(炒)20克	薏苡仁 30克
葛　根 20克	桂　枝 10克	黄　连 6克
苍　术 30克	白茯苓 15克	砂　仁 10克

图 2-142　舌苔照片

案例143：重症肌无力　脾肾阳虚伴湿阻证

基本信息：匡××，男，47岁。

就诊时间：2019年6月27日　农历己亥年五月廿五　夏至—小暑

主　　诉：全身乏力6年余。

病史及症状：患者全身乏力，肢体软弱逐渐加重，尤以下肢明显，伴腰膝酸软，不能久立，少气懒言，纳差，入睡困难。舌淡，苔黄糙，舌中裂纹（图2-143）。脉细弱。外院诊断：重症肌无力。

辨病与辨证：

中医诊断：痿证·脾肾阳虚伴湿阻证

西医诊断：重症肌无力

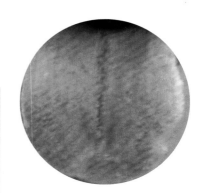

方　药

杜　仲 10克	淫羊藿 30克	党　参 30克
苍　术 20克	白术(炒)20克	当　归 15克
白附片 15克	干　姜 6克	黄　芪 30克
丹　参 30克	薏苡仁 30克	建　曲 20克
白茯苓 15克	合欢皮 15克	酸枣仁 20克
首乌藤 30克		

图 2-143　舌苔照片

第四节　舌象在循环系统常见疾病中的运用

案例 144：脑血管痉挛　痰瘀互结证

基本信息：周××，男，72岁。

就诊时间：2019年6月28日　农历己亥年五月廿六　夏至—小暑

主　　诉：头晕5天。

病史及症状：患者头晕，头身困重，胸闷恶心，呕吐痰涎，面色晦暗。舌暗紫，
　　　　　　苔白滑腻（图2-144）。脉濡滑。

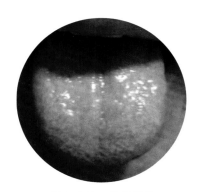

图 2-144　舌苔照片

辨病与辨证：

中医诊断：眩晕·痰瘀互结证

西医诊断：脑血管痉挛

方药				
	佩 兰 30 克	大腹皮 15 克	川 芎 10 克	薏苡仁 30 克
	砂 仁 10 克	白豆蔻 10 克	厚 朴 10 克	丹 参 30 克
	法半夏 10 克	生 姜 10 克		

案例 145：脑血管痉挛　痰湿蒙蔽清窍证

基本信息：陈××，女，91 岁。

就诊时间：2019 年 6 月 29 日　农历己亥年五月廿七　夏至—小暑

主　　诉：头晕 5 天。

病史及症状：患者既往有高血压病史，就诊时测量血压为 100/70 mmHg，现头晕伴胸闷呕恶，疲倦乏力，咳嗽，咯白色黏痰。舌淡，苔白糙（图 2-145）。脉濡滑。

辨病与辨证：

中医诊断：眩晕·痰湿蒙蔽清窍证

西医诊断：脑血管痉挛

方　药

陈　皮 15 克	法半夏 10 克	生　姜 10 克
白茯苓 15 克	甘　草 10 克	白扁豆 30 克
建　曲 20 克	竹　茹 15 克	桔　梗 10 克
白　前 10 克	紫　菀 10 克	紫苏叶 20 克
白术(炒)15 克	丹　参 20 克	薏苡仁 30 克
藿　香 20 克		

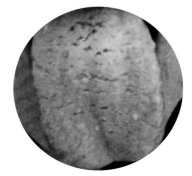

图 2-145　舌苔照片

案例 146：脑血管痉挛　痰湿蒙蔽清窍证

基本信息：胡××，男，78 岁。

就诊时间：2019 年 6 月 30 日　农历己亥年五月廿八　夏至—小暑

主　　诉：眩晕 7 天。

病史及症状：患者眩晕乏力，头重昏蒙，伴胸闷恶心，心累、气促，食少多寐。舌淡，苔白腻（图 2-146）。脉濡滑。

辨病与辨证：

中医诊断：眩晕·痰湿蒙蔽清窍证

西医诊断：脑血管痉挛

方　药

白茯苓 15 克	佩　兰 20 克	藿　香 20 克
大腹皮 15 克	陈　皮 15 克	丹　参 20 克
木　瓜 20 克	薏苡仁 30 克	石菖蒲 15 克
法半夏 10 克	生　姜 10 克	葛　根 20 克

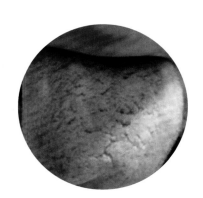

图 2-146　舌苔照片

案例147：脑血管痉挛　痰瘀阻络证

基本信息：廖××，男，56岁。

就诊时间：2019年7月1日　农历己亥年五月廿九　夏至—小暑

主　　诉：头晕3天。

病史及症状：患者头晕，动辄尤甚，伴胸闷呕恶，口苦，咽干，大便干结。舌边尖红，
　　　　　　苔黄腻（图2-147）。脉滑数。

辨病与辨证：

中医诊断：眩晕·痰瘀阻络证

西医诊断：脑血管痉挛

方　药

葛　根 20克	黄　芩 15克	天　麻 15克
白术(炒)10克	川　芎 10克	法半夏 10克
决明子 20克	白茯苓 15克	藿　香 20克
丹　参 20克	薏苡仁 30克	佩　兰 20克

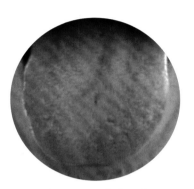

图2-147　舌苔照片

案例148：脑血管痉挛　痰热蒙蔽清窍证

基本信息：莫××，女，65岁。

就诊时间：2019年7月2日　农历己亥年五月卅　夏至—小暑

主　　诉：反复头晕、头痛1月。

病史及症状：患者头昏重如裹，伴头痛，失眠，胸闷呕恶，口苦，咽干。舌红，苔黄糙（图
　　　　　　2-148）。脉滑数。

辨病与辨证：

中医诊断：眩晕·痰热蒙蔽清窍证

西医诊断：脑血管痉挛

方　药

栀　子 15克	黄　芩 15克	佩　兰 30克
石菖蒲 10克	竹　茹 10克	藿　香 20克
川　芎 10克	法半夏 10克	陈　皮 15克
白茯苓 15克	建　曲 20克	苍　术 15克
合欢皮 15克	首乌藤 15克	

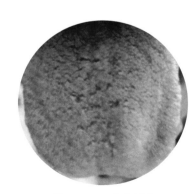

图2-148　舌苔照片

案例149：脑血管痉挛兼贫血　痰瘀互结伴血虚证

基本信息：张××，女，74岁。

就诊时间：2019年7月3日　农历己亥年六月初一　夏至—小暑

主　　诉：头晕7天。

病史及症状：患者头晕，面色㿠白，口干喜饮，头重昏蒙，胸闷恶心，皮肤瘙痒。舌暗淡，苔白滑（图2-149）。脉细涩。

辨病与辨证：

中医诊断：眩晕·痰瘀互结伴血虚证

西医诊断：脑血管痉挛，贫血

方　药

白茯苓 15克	僵 蚕 3克	蜈 蚣 1条
地肤子 30克	苍耳子 10克	生地黄 15克
当 归 15克	赤 芍 10克	玄 参 10克
麦 冬 10克	丹 参 30克	黄 芪 30克
法半夏 10克	白术(炒)15克	天 麻 20克
川 芎 6克		

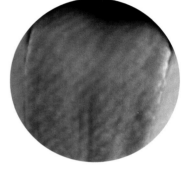

图 2-149　舌苔照片

案例150：脑血管痉挛　湿热中阻伴风痰上扰证

基本信息：彭××，女，73岁。

就诊时间：2019年7月4日　农历己亥年六月初二　夏至—小暑

主　　诉：头晕、乏力2周。

病史及症状：患者头晕、乏力，头重如裹，伴视物旋转，胸闷恶心。舌边红，苔黄燥，有裂纹（图2-150）。脉滑数。

辨病与辨证：

中医诊断：眩晕·湿热中阻伴风痰上扰证

西医诊断：脑血管痉挛

方　药

天 麻 20克	法半夏 10克	白术(炒)20克
白茯苓 15克	当 归 10克	竹 茹 10克
僵 蚕 10克	川 芎 6克	佩 兰 30克
生 姜 10克	大 枣 10克	薏苡仁 30克

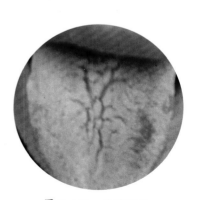

图 2-150　舌苔照片

案例 151：脑血管痉挛　痰蒙清窍证

基本信息：胡 × ×，男，78 岁。

就诊时间：2019 年 7 月 5 日　农历己亥年六月初三　夏至—小暑

主　　诉：心累、乏力、头晕 1 周。

病史及症状：患者 1 周前自觉心累、乏力、头晕，伴四肢麻木，偶有转筋。既往外院
　　　　　　检查提示：脑血管供血不足。舌淡，苔白滑腻（图 2-151）。脉濡滑。

辨病与辨证：

中医诊断：眩晕·痰蒙清窍证

西医诊断：脑血管痉挛

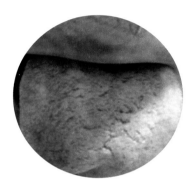

图 2-151　舌苔照片

方　药

白术(炒)15 克	佩 兰 20 克	藿 香 20 克
大腹皮 15 克	陈 皮 15 克	丹 参 20 克
木 瓜 30 克	薏苡仁 30 克	舒筋草 15 克
伸筋草 15 克	石菖蒲 15 克	法半夏 10 克
生 姜 3 片	葛 根 20 克	

案例 152：脑血管痉挛　肝热上扰证

基本信息：陈 × ×，男，72 岁。

就诊时间：2019 年 7 月 6 日　农历己亥年六月初四　夏至—小暑

主　　诉：头晕，烦躁易怒 8 月余。

病史及症状：患者头晕、胀痛，两侧为重，伴心烦易怒，口干、口苦。舌红，苔白
　　　　　　糙，有裂纹（图 2-152）。脉弦滑。

辨病与辨证：

中医诊断：头痛·肝热上扰证

西医诊断：脑血管痉挛

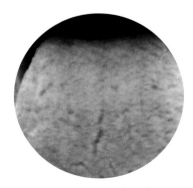

图 2-152　舌苔照片

方　药

葛 根 25 克	钩 藤 10 克	栀 子 10 克
白 芍 20 克	薏苡仁 30 克	水牛角 20 克
法半夏 10 克	白术(炒)20 克	天 麻 20 克
白茯苓 15 克	丹 参 20 克	川 芎 15 克

案例153：血管神经性头痛　肝阳上亢证

基本信息：严××，男，48岁。

就诊时间：2019年7月7日　农历己亥年六月初五　小暑

主　　诉：头痛15天。

病史及症状：患者15天前无明显诱因出现头胀痛，头昏，心烦易怒，口苦，面红。舌红，苔黄（图2-153）。脉弦数。

辨病与辨证：

中医诊断：头痛·肝阳上亢证

西医诊断：血管神经性头痛

方　药		
当　归 15克	白　芍 30克	蜈　蚣 1条
川　芎 10克	僵　蚕 10克	柴　胡 15克
白术(炒)15克	甘　草 10克	薄　荷 10克
冰　片 3克	葛　根 30克	白　芷 10克

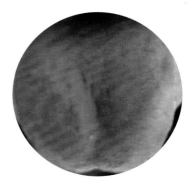

图2-153　舌苔照片

案例154：血管神经性头痛　心肾不交证

基本信息：向××，女，45岁。

就诊时间：2019年7月8日　农历己亥年六月初六　小暑—大暑

主　　诉：阵发性头痛3月。

病史及症状：患者头部左侧近3月反复出现抽掣性疼痛，平素多愁善感，失眠多梦，下肢浮肿。舌红，苔黄腻（图2-154）。脉细数。

辨病与辨证：

中医诊断：头痛·心肾不交证

西医诊断：血管神经性头痛

方　药		
天　麻 20克	川　芎 10克	大腹皮 15克
薏苡仁 30克	白术(炒)20克	苍　术 20克
陈　皮 15克	白茯苓 15克	五加皮 10克
葛　根 10克	白　芷 10克	僵　蚕 10克
首乌藤 15克	酸枣仁 30克	

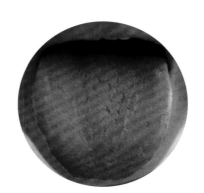

图2-154　舌苔照片

案例 155：高血压伴低钾血症　肝脾两虚夹痰瘀闭阻证

基本信息：刘××，女，83 岁。

就诊时间：2019 年 7 月 9 日　农历己亥年六月初七　小暑—大暑

主　　诉：厌食、乏力 1 月。

病史及症状：患者既往有高血压病史，现厌食、乏力 1 月，伴心累，视物昏花。外院诊断：低钾血症。舌淡胖，苔薄黄（图 2-155）。脉结代。

辨病与辨证：

中医诊断：虚劳·肝脾两虚夹痰瘀闭阻证

西医诊断：高血压伴低钾血症

方　药

丹　参 20 克	砂　仁 10 克	菊　花 15 克
决明子 20 克	白　芍 20 克	黄　精 30 克
枸杞子 20 克	淫羊藿 30 克	薏苡仁 30 克
怀山药 30 克	牡丹皮 10 克	

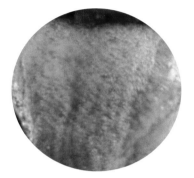

图 2-155　舌苔照片

案例 156：脑梗死伴上呼吸道感染　痰湿中阻夹肝风内动证

基本信息：余××，女，72 岁。

就诊时间：2019 年 7 月 10 日　农历己亥年六月初八　小暑—大暑

主　　诉：反复头晕伴下肢麻木 1 年，咳嗽 1 周。

病史及症状：患者时发头晕，发无定时，伴下肢麻木、活动不利，近日出现咳嗽，痰清稀、色白，口淡不渴，厌食。舌歪斜，舌边红，苔白腻（图 2-156）。脉濡滑。

辨病与辨证：

中医诊断：中风（中经络）伴感冒·痰湿中阻夹肝风内动证

西医诊断：脑梗死，上呼吸道感染

方　药

丹　参 20 克	砂　仁 10 克	豆　蔻 10 克
薏苡仁 30 克	藿　香 20 克	葛　根 20 克
法半夏 10 克	黄　连 6 克	陈　皮 20 克
白茯苓 15 克	白术(炒)20 克	厚　朴 6 克
生　姜 10 克	大　枣 15 克	建　曲 20 克

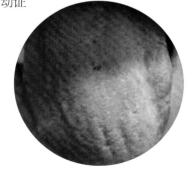

图 2-156　舌苔照片

案例 157：脑梗死　痰瘀阻络证

基本信息：程××，女，71 岁。

就诊时间：2019 年 7 月 11 日　农历己亥年六月初九　小暑—大暑

主　　诉：自觉右侧面部麻木 6 月。

病史及症状：患者既往有胃炎病史，半年前晨起自觉右侧面部麻木至今，多方求治未愈。查见同侧手部握力减退。舌暗紫，苔腻（图 2-157）。脉细涩。外院辅助检查提示：脑梗死。

辨病与辨证：

中医诊断：中风（中经络）·痰瘀阻络证

西医诊断：脑梗死

方　药

蜈　蚣　1 条	僵　蚕　10 克	当　归　15 克
全　蝎　3 克	白茯苓　15 克	白术(炒)15 克
葛　根　20 克	黄　精　20 克	川　芎　10 克
丹　参　20 克	水牛角　10 克	佩　兰　20 克

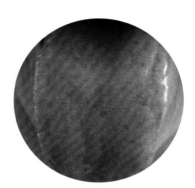

图 2-157　舌苔照片

案例 158：脑梗死　痰瘀内阻证

基本信息：蒋××，女，83 岁。

就诊时间：2019 年 7 月 12 日　农历己亥年六月初十　小暑—大暑

主　　诉：双上肢麻木 2 年，大便干结 1 周。

病史及症状：患者既往有脑梗死病史，现双上肢麻木，大便干结，伴见舌体歪斜，食欲减退。舌暗紫，苔白腻（图 2-158）。脉弦滑。

辨病与辨证：

中医诊断：中风（中经络）·痰瘀内阻证

西医诊断：脑梗死后遗症

方　药

全　蝎　6 克	蜈　蚣　1 条	当　归　10 克
法半夏　10 克	红　花　6 克	僵　蚕　10 克
白术(炒)15 克	丹　参　20 克	白附片　20 克
桑　枝　15 克	白茯苓　15 克	神　曲　10 克

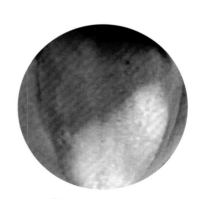

图 2-158　舌苔照片

案例 159：脑梗死　风痰入络伴寒凝血瘀证

基本信息：翟 ××，女，69 岁。

就诊时间：2019 年 7 月 13 日　农历己亥年六月十一　小暑—大暑

主　　诉：头晕 10 余天。

病史及症状：患者头晕，无视物旋转，伴语言不利，纳差眠少。外院 CT 检查提示：
　　　　　　脑梗死。舌暗紫，苔白腻（图 2-159）。脉沉紧。

辨病与辨证：

中医诊断：中风（中经络）·风痰入络伴寒凝血瘀证

西医诊断：脑梗死

方　药

天　麻 20 克	生　姜 10 克	蜈　蚣　1 条
神　曲 20 克	僵　蚕 10 克	白　芷 15 克
白茯苓 15 克	法半夏 10 克	丹　参 20 克
肉　桂 10 克	当　归 15 克	全　蝎　3 克

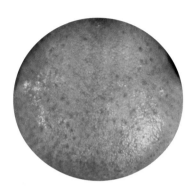

图 2-159　舌苔照片

案例 160：脑卒中后遗症　风痰瘀阻证

基本信息：陈 ××，女，68 岁。

就诊时间：2019 年 7 月 14 日　农历己亥年六月十二　小暑—大暑

主　　诉：言语蹇涩 2 年余，头晕，口苦、口干 1 月。

病史及症状：患者 2 年前中风后出现言语謇涩，近 1 月出现头晕，口苦、口干，厌食。
　　　　　　舌暗紫，舌中后部苔白滑腻（图 2-160）。脉弦滑。

辨病与辨证：

中医诊断：中风（中脏腑）·风痰瘀阻证

西医诊断：脑卒中后遗症

方　药

蜈　蚣　1 条	僵　蚕 10 克	黄　精 30 克
川　芎 10 克	黄　芪 30 克	牛　膝 15 克
菊　花 20 克	丹　参 30 克	葛　根 20 克
当　归 15 克	天　麻 20 克	全　蝎　6 克

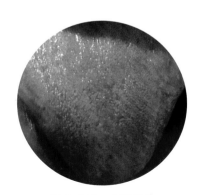

图 2-160　舌苔照片

案例 161：冠心病　痰火扰心证

基本信息：胡××，女，70 岁。

就诊时间：2019 年 7 月 15 日　农历己亥年六月十三　小暑—大暑

主　　诉：心悸、头晕、乏力 9 天。

病史及症状：患者既往有冠心病病史，现心悸时发时止，受惊易作，胸闷，烦躁，头晕，乏力，失眠多梦，伴口渴、呕恶、嗜睡。舌红，苔薄黄（图 2-161）。脉弦滑。

辨病与辨证：

中医诊断：心悸·痰火扰心证

西医诊断：冠心病

方　药

天　麻 20 克	葛　根 20 克	丹　参 20 克
黄　芩 15 克	黄　连　6 克	法半夏 10 克
竹　茹 10 克	白术(炒)20 克	白茯苓 15 克
生　姜 10 克	大　枣 15 克	栀　子 15 克

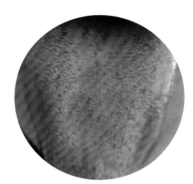

图 2-161　舌苔照片

案例 162：冠心病　痰瘀阻滞证

基本信息：郑××，女，69 岁。

就诊时间：2019 年 7 月 16 日　农历己亥年六月十四　小暑—大暑

主　　诉：心悸 3 月余。

病史及症状：患者 3 月前出现心悸、眩晕，伴胸闷不舒，渴不欲饮，时有呕恶厌食。舌暗，苔薄黄（图 2-162）。脉细涩。

辨病与辨证：

中医诊断：心悸·痰瘀阻滞证

西医诊断：冠心病

方　药

红　花　6 克	陈　皮 15 克	甘　草 10 克
桔　梗 10 克	蒲公英 15 克	建　曲 20 克
法半夏 10 克	厚　朴 10 克	白茯苓 15 克
丹　参 20 克		

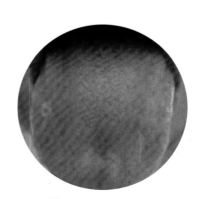

图 2-162　舌苔照片

案例 163：冠心病 痰瘀互结伴阴虚证

基本信息：秦××，女，87岁。

就诊时间：2019年7月17日 农历己亥年六月十五 小暑—大暑

主　　诉：反复头晕、心悸3年。

病史及症状：患者头晕，心悸，时发时止，伴口干、口苦，胸闷，烦躁，胃脘不适，恶心，大便干结。舌红绛，苔少（图2-163）。脉弦滑。

辨病与辨证：

中医诊断：心悸·痰瘀互结伴阴虚证

西医诊断：冠心病

方　药

竹 茹 15克	丹 参 20克	砂 仁 10克
决明子 20克	生地黄 20克	百 合 30克
火麻仁 10克	法半夏 10克	大腹皮 15克
紫苏叶 15克	陈 皮 15克	白术(炒)10克
蒲公英 10克	甘 草 6克	

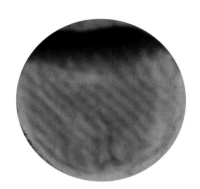

图2-163　舌苔照片

案例 164：冠心病 痰瘀互结证

基本信息：周××，男，62岁。

就诊时间：2019年7月18日 农历己亥年六月十六 小暑—大暑

主　　诉：心悸、乏力1年余。

病史及症状：患者心悸，倦怠乏力，胸闷不舒，运动后更甚。舌暗紫，苔白厚腻（图2-164）。脉沉涩。

辨病与辨证：

中医诊断：心悸·痰瘀互结证

西医诊断：冠心病

方　药

葛 根 30克	薏苡仁 30克	川 芎 6克
丹 参 30克	白术(炒)20克	山 楂 30克
苍 术 20克	砂 仁 10克	

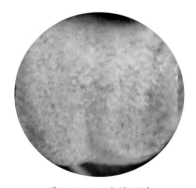

图2-164　舌苔照片

案例165：冠心病　水气凌心证

基本信息：李××，女，74岁。

就诊时间：2019年7月19日　农历己亥年六月十七　小暑—大暑

主　　诉：心悸、气喘8月。

病史及症状：患者心悸，气喘，胸闷脘痞，渴不欲饮，伴头晕，厌食，呕恶，小便短少。舌淡胖，苔白滑厚腻（图2-165）。脉沉细而滑。

辨病与辨证：

中医诊断：心悸·水气凌心证

西医诊断：冠心病

方　药

丹　参 20克	陈　皮 15克	法半夏 10克
厚　朴 6克	白茯苓 15克	甘　草 6克
苍　术 20克	白术(炒) 10克	薏苡仁 30克
砂　仁 10克	生　姜 10克	

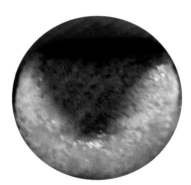

图2-165　舌苔照片

案例166：冠心病　水气凌心伴阳虚证

基本信息：杨××，女，71岁。

就诊时间：2019年7月20日　农历己亥年六月十八　小暑—大暑

主　　诉：心悸、头晕、乏力伴咳嗽10余天。

病史及症状：患者心悸，头晕，乏力，伴胸闷脘痞，渴不欲饮，咳嗽，痰液清稀。舌淡胖，苔白滑腻，伴见裂纹（图2-166）。脉沉细而滑。

辨病与辨证：

中医诊断：心悸·水气凌心伴阳虚证

西医诊断：冠心病

方　药

丹　参 20克	砂　仁 10克	白豆蔻 10克
白术(炒) 15克	五加皮 10克	蒲公英 15克
黄　芪 20克	山　楂 20克	陈　皮 15克
法半夏 10克	白茯苓 10克	干　姜 3克

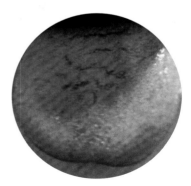

图2-166　舌苔照片

案例 167： 心力衰竭　瘀水互结证

基本信息：何 × ×，女，74 岁。

就诊时间：2019 年 7 月 21 日　农历己亥年六月十九　小暑—大暑

主　　诉：下肢水肿 7 天。

病史及症状：患者双下肢水肿，经久不退，伴心悸、气促。舌暗紫，苔白滑（图 2-167）。
　　　　　　脉沉细涩。既往外院检查提示：心力衰竭。

辨病与辨证：

中医诊断：水肿·瘀水互结证

西医诊断：心力衰竭

方　药

冬瓜皮 10 克	生姜皮 10 克	五加皮 10 克
白茯苓 15 克	砂　仁 10 克	丹　参 20 克
大腹皮 15 克	白术(炒)20 克	

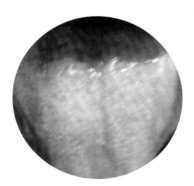

图 2-167　舌苔照片

案例 168： 地中海贫血　肾精亏虚伴脾虚证

基本信息：李 × ×，男，9 岁。

就诊时间：2019 年 7 月 22 日　农历己亥年六月廿　小暑—大暑

主　　诉：厌食、注意力差 1 年，加重 15 天。

病史及症状：患儿既往有地中海贫血病史，近日厌食加重，伴厌学，面色㿠白，精
　　　　　　神萎靡。舌淡红，苔薄白（图 2-168）。脉沉细无力。

辨病与辨证：

中医诊断：血虚·肾精亏虚伴脾虚证

西医诊断：地中海贫血

方　药

党　参 15 克	白茯苓 10 克	白术(炒)10 克
白扁豆 20 克	陈　皮 10 克	莲　子 20 克
山茱萸 15 克	怀山药 10 克	砂　仁 10 克
白豆蔻 10 克	熟地黄 10 克	黄　精 15 克
白　芍 10 克	黄　芪 30 克	

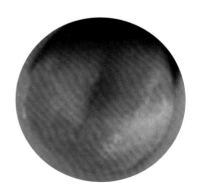

图 2-168　舌苔照片

第五节　舌象在内分泌系统常见疾病中的运用

案例169：糖尿病　肺阴亏虚证

基本信息：李××，女，44岁。

就诊时间：2019年7月23日　农历己亥年六月廿一　大暑

主　　诉：口苦、口干1月余。

病史及症状：患者1月前出现口苦、口干，精神不振，四肢乏力，口渴多饮，形体消瘦。舌淡红，苔白而干（图2-169）。脉弱。

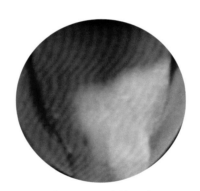

图2-169　舌苔照片

辨病与辨证：

中医诊断：消渴（上消）·肺阴亏虚证

西医诊断：糖尿病

方药				
	僵　蚕 10克	玄　参 35克	麦　冬 20克	怀山药 30克
	牡丹皮 10克	玉米须 10克	泽　泻 10克	山茱萸 15克
	白茯苓 15克	百　合 20克	薏苡仁 30克	白术(炒)15克

案例 170：糖尿病　气阴两虚证

基本信息：邓××，女，64岁。

就诊时间：2019年7月24日　农历己亥年六月廿二　大暑—立秋

主　　诉：反复口干、乏力3年余。

病史及症状：患者常出现口干，伴四肢乏力、五心烦热。舌淡红，舌中苔少，甚
　　　　　　至无苔（图2-170）。脉弱。

辨病与辨证：

中医诊断：消渴（上消）·气阴两虚证

西医诊断：糖尿病

方　药

天花粉　30克	玉米须　30克	生地黄　30克
黄　连　6克	佩　兰　30克	陈　皮　15克
丹　参　20克	白茯苓　15克	蒲公英　15克
栀　子　10克		

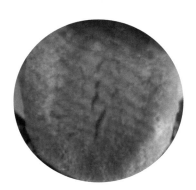

图 2-170　舌苔照片

案例 171：糖尿病　热灼津亏证

基本信息：张××，男，56岁。

就诊时间：2019年7月25日　农历己亥年六月廿三　大暑—立秋

主　　诉：口渴多饮3月。

病史及症状：患者平素喜食辛辣甜食，3月前出现烦渴，多饮，口干舌燥，尿频量多。
　　　　　　舌暗紫，苔糙腻（图2-171）。脉细滑。外院诊断：糖尿病。

辨病与辨证：

中医诊断：消渴（上消）·热灼津亏证

西医诊断：糖尿病

方　药

僵　蚕　10克	白术(炒)15克	苍　术　15克
天花粉　20克	佩　兰　20克	陈　皮　15克
白茯苓　15克	厚　朴　10克	鸡内金　30克
玄　参　20克	白扁豆　30克	莲　子　30克

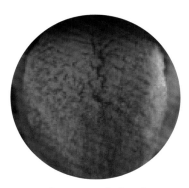

图 2-171　舌苔照片

案例 172：糖尿病　湿热中阻证

基本信息：李××，女，44岁。

就诊时间：2019年7月26日　农历己亥年六月廿四　大暑—立秋

主　　诉：口干、乏力2年，加重1周。

病史及症状：患者有糖尿病、高血压病史，现口渴引饮，饮食减少，精神不振，四肢乏力，体瘦。舌淡红，舌中部苔黄厚腻（图2-172）。脉滑实有力。

辨病与辨证：

中医诊断：消渴（中消）·湿热中阻证

西医诊断：糖尿病

方药

玄　参 15克	麦　冬 10克	僵　蚕 10克
焦栀子 10克	藿　香 20克	白术(炒)30克
薏苡仁 30克	黄　连 6克	丹　参 20克
玉米须 30克	佩　兰 30克	天花粉 20克

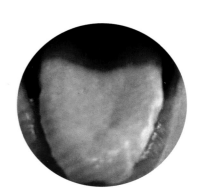

图 2-172　舌苔照片

案例 173：糖尿病　胃阴虚夹中焦湿热证

基本信息：张××，男，59岁。

就诊时间：2019年7月27日　农历己亥年六月廿五　大暑—立秋

主　　诉：口干口渴、多饮多尿3个月。

病史及症状：患者口干口渴，多饮多尿，体重日渐减轻，伴胃脘嘈杂，消谷善饥。舌红，苔黄糙而干，伴有裂纹（图2-173）。脉细数。

辨病与辨证：

中医诊断：消渴（中消）·胃阴虚夹中焦湿热证

西医诊断：糖尿病

方药

玄　参 25克	麦　冬 25克	玉米须 15克
佩　兰 30克	怀山药 30克	白术(炒)15克
苍　术 20克	黄　芩 15克	蒲公英 20克
薏苡仁 20克	莲　子 30克	白扁豆 30克

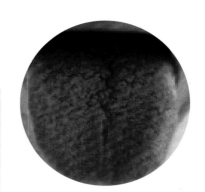

图 2-173　舌苔照片

案例174：糖尿病　胃阴亏虚证

基本信息：郑××，女，82岁。

就诊时间：2019年7月28日　农历己亥年六月廿六　大暑—立秋

主　　诉：口干、乏力6年，加重1周。

病史及症状：患者口渴引饮，消谷善饥，形体消瘦，精神不振，四肢乏力。舌红，苔白厚而干（图2-174）。脉沉细。

辨病与辨证：

中医诊断：消渴（中消）·胃阴亏虚证

西医诊断：糖尿病

方　药

玄　参 25克	麦　冬 20克	丹　参 20克
砂　仁 10克	白豆蔻 10克	薏苡仁 30克
玉米须 10克	僵　蚕 10克	白茯苓 15克
佩　兰 30克		

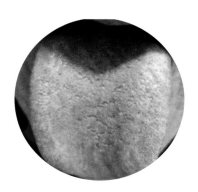

图2-174　舌苔照片

案例175：糖尿病　气阴亏虚证

基本信息：邓××，女，64岁。

就诊时间：2019年7月29日　农历己亥年六月廿七　大暑—立秋

主　　诉：自觉口中灼热不适7日。

病史及症状：患者有高血压病史，7日前自觉口腔灼热，口渴引饮，伴饮食减少，精神不振，四肢乏力。舌边尖红伴芒刺，苔白而糙（图2-175）。脉弱。

辨病与辨证：

中医诊断：消渴（下消）·气阴亏虚证

西医诊断：糖尿病

方　药

僵　蚕 10克	栀　子 15克	玄　参 20克
麦　冬 15克	桔　梗 10克	玉米须 20克
黄　芩 10克	黄　连 6克	白茯苓 15克
佩　兰 30克	薏苡仁 30克	丹　参 30克

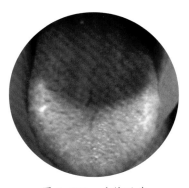

图2-175　舌苔照片

案例176：糖尿病 肾阴亏虚夹肝气不舒证

基本信息：阴××，女，60岁。

就诊时间：2019年7月30日 农历己亥年六月廿八 大暑—立秋

主　　诉：口干、口苦6天。

病史及症状：患者有糖尿病、抑郁症病史，现口干，口苦，鼻塞，额前疼痛，饮食减少，精神不振，四肢乏力，胸闷不舒，善太息。舌红，苔黄而干（图2-176）。脉细弱。

辨病与辨证：

中医诊断：消渴（下消），鼻鼽·肾阴亏虚夹肝气不舒证

西医诊断：糖尿病，鼻炎

方 药

杜　仲 10克	木　瓜 30克	薏苡仁 30克
白茯苓 15克	百　合 30克	麦　冬 20克
玄　参 25克	辛　夷 10克	苍耳子 10克
冰　片 3克	细　辛 3克	丹　参 30克
合欢皮 15克	黄　芩 10克	玉米须 15克

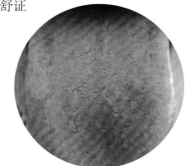

图 2-176　舌苔照片

案例177：糖尿病 痰瘀阻滞证

基本信息：蔡××，女，47岁。

就诊时间：2019年7月31日 农历己亥年六月廿九 大暑—立秋

主　　诉：多饮、多尿、乏力2年。

病史及症状：患者多饮，小便频多，面容憔悴，腰膝酸软。舌淡，苔白滑腻（图2-177）。脉细涩无力。

辨病与辨证：

中医诊断：消渴（下消）·痰瘀阻滞证

西医诊断：糖尿病

方 药

僵　蚕 10克	当　归 10克	法半夏 10克
白术(炒) 15克	丹　参 30克	怀山药 30克
玉米须 20克	玄　参 25克	天花粉 20克

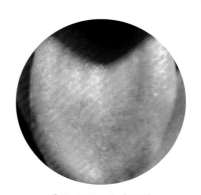

图 2-177　舌苔照片

案例 178：糖尿病　肾阴亏虚证

基本信息：陈××，女，75 岁。

就诊时间：2019 年 8 月 1 日　农历己亥年七月初一　大暑—立秋

主　　诉：多尿、多饮，逐渐消瘦 5 年。

病史及症状：患者有糖尿病病史，近日口渴多饮，小便频数加重，伴五心烦热，潮热盗汗。舌红，苔糙（图 2-178）。脉细数。

辨病与辨证：

中医诊断：消渴（下消）·肾阴亏虚证

西医诊断：糖尿病

方　药

薏苡仁 30 克	白术(炒)20克	鸡内金 30 克
玄　参 25 克	麦　冬 20 克	山茱萸 15 克
玉米须 10 克	僵　蚕 10 克	蒲公英 15 克
怀山药 30 克		

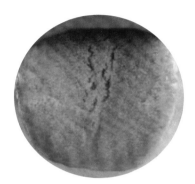

图 2-178　舌苔照片

案例 179：糖尿病兼脑梗死　痰湿中阻夹血瘀证

基本信息：郭××，女，74 岁。

就诊时间：2019 年 8 月 2 日　农历己亥年七月初二　大暑—立秋

主　　诉：头晕、乏力 1 周。

病史及症状：患者有糖尿病、脑梗死病史，1 周前出现头晕、乏力、胸闷、呕恶，伴腰痛，一身困重。舌暗红，苔白腻（图 2-179）。脉濡滑。

辨病与辨证：

中医诊断：消渴，眩晕·痰湿中阻夹血瘀证

西医诊断：糖尿病，脑梗死

方　药

薏苡仁 30 克	丹　参 20 克	葛　根 20 克
玉米须 10 克	川　芎 10 克	苍　术 15 克
天　麻 20 克	僵　蚕 10 克	白茯苓 15 克
益智仁 15 克	法半夏 10 克	生　姜 10 克
白术(炒)20克	蜈　蚣　1 条	

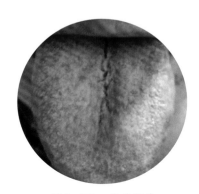

图 2-179　舌苔照片

案例180：糖尿病性周围神经炎　瘀血阻络证

基本信息：刘××，女，46岁。

就诊时间：2019年8月3日　农历己亥年七月初三　大暑—立秋

主　　诉：失眠、四肢麻木2周。

病史及症状：患者有糖尿病病史，现四肢麻木，行动不利，睡眠差。舌暗紫，苔白（图2-180）。脉细涩。

辨病与辨证：

中医诊断：消渴并发肢体不荣·瘀血阻络证

西医诊断：糖尿病性周围神经炎

方　药

玄　参 20克	薏苡仁 30克	红　花 6克
佩　兰 30克	首乌藤 30克	丹　参 30克
僵　蚕 10克	怀山药 30克	柴　胡 15克
白茯苓 15克	木　瓜 20克	

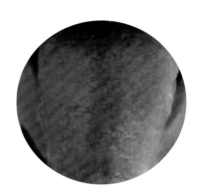

图2-180　舌苔照片

案例181：糖尿病性心脏病　水气凌心夹瘀证

基本信息：邓××，女，66岁。

就诊时间：2019年8月4日　农历己亥年七月初四　大暑—立秋

主　　诉：心悸1月。

病史及症状：患者有糖尿病病史，现心悸，眩晕，渴不欲饮，小便短少，下肢浮肿。舌暗紫，苔白腻（图2-181）。脉细涩。

辨病与辨证：

中医诊断：消渴·水气凌心夹瘀证

西医诊断：糖尿病性心脏病

方　药

五加皮 10克	薏苡仁 30克	猪　苓 10克
生姜皮 10克	丹　参 20克	白茯苓 15克
白术(炒)15克	黄　芪 30克	大腹皮 15克
陈　皮 15克	僵　蚕 10克	苍　术 15克
夏枯草 15克	酸枣仁 20克	玉米须 10克

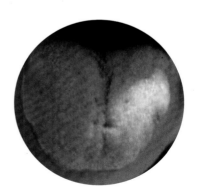

图2-181　舌苔照片

案例182：亚急性甲状腺炎　风热痰凝证

基本信息：邓××，男，46岁。

就诊时间：2019年8月5日　农历己亥年七月初五　大暑—立秋

主　　诉：颈部两侧疼痛1周。

病史及症状：患者1周前自觉颈部两侧疼痛，局部可触及结块，伴恶寒发热，头痛，口渴，
　　　　　　咽干。舌红，苔薄黄（图2-182）。脉浮数。外院诊断：亚急性甲状腺炎。

辨病与辨证：

中医诊断：瘿病·风热痰凝证

西医诊断：亚急性甲状腺炎

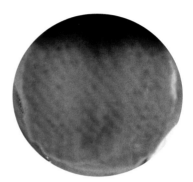

图2-182　舌苔照片

方　药		
黄　芩　15克	冰　片　3克	夏枯草　20克
菊　花　20克	蒲公英　30克	浙贝母　20克
白　芍　30克	柴　胡　15克	白茯苓　15克
白术(炒)20克	甘　草　6克	薄　荷　10克

案例183：亚急性甲状腺炎　痰火郁结证

基本信息：罗××，女，44岁。

就诊时间：2019年8月6日　农历己亥年七月初六　大暑—立秋

主　　诉：颈前部疼痛2周。

病史及症状：患者既往有子宫肌瘤和卵巢囊肿病史，未做切除术，2周前自觉颈部疼痛。
　　　　　　外院B超诊断：亚急性甲状腺炎。舌红，苔黄腻（图2-183）。脉滑数。

辨病与辨证：

中医诊断：瘿病·痰火郁结证

西医诊断：亚急性甲状腺炎

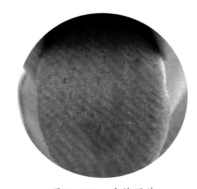

图2-183　舌苔照片

方　药		
当　归　15克	黄　柏　10克	板蓝根　20克
青　果　10克	夏枯草　20克	菊　花　20克
连　翘　15克	白　芍　20克	甘　草　10克
薏苡仁　30克	丝瓜络　15克	桔　梗　10克

案例184：甲状腺功能减退症　气阴两虚证

基本信息：邓××，男，27岁。

就诊时间：2019年8月7日　农历己亥年七月初七　大暑—立秋

主　　诉：乏力、嗜睡1年余。

病史及症状：患者患有甲状腺功能亢进症，进行放射性碘–131治疗后出现乏力、嗜睡，伴少言懒动，体重增加，性欲冷淡，前阴萎缩。舌淡红，苔薄黄（图2–184）。脉细滑。外院诊断：甲状腺功能减退症。

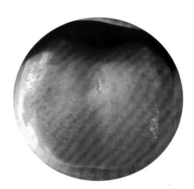

图2–184　舌苔照片

辨病与辨证：

中医诊断：虚劳·气阴两虚证

西医诊断：甲状腺功能减退症

方药				
	当　归 15克	白　芍 20克	柴　胡 18克	白茯苓 15克
	白术(炒)20克	百　合 30克	黄　芪 30克	夏枯草 15克
	薏苡仁 30克	山茱萸 15克	葛　根 20克	甘　草 10克
	栀　子 10克	怀山药 30克	莲　子 30克	肉　桂 10克

第六节　舌象在泌尿生殖系统常见疾病中的运用

案例 185：尿毒症　肾阳虚夹寒湿困阻证

基本信息：李 ××，女，54 岁。

就诊时间：2019 年 8 月 8 日　农历己亥年七月初八　立秋

主　　诉：下肢转筋 10 余天。

病史及症状：患者既往有尿毒症病史，现出现下肢转筋 10 余天，面色黧黑。舌淡胖，
　　　　　　苔白腻伴中间裂纹（图 2-185）。脉沉细而滑。

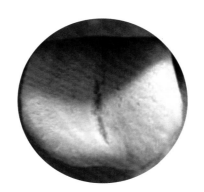

图 2-185　舌苔照片

辨病与辨证：

中医诊断：虚劳·肾阳虚夹寒湿困阻证

西医诊断：尿毒症

方药				
	白茯苓 18 克	杜　仲 10 克	厚　朴 10 克	砂　仁 10 克
	豆　蔻 10 克	薏苡仁 30 克	蜈　蚣 1 条	木　瓜 30 克
	舒筋草 15 克	丹　参 20 克	葛　根 20 克	伸筋草 15 克
	怀山药 20 克	白术(炒)10 克	苍　术 30 克	

案例186：膀胱过度活动症　肾气不固证

基本信息：杜××，女，70岁。

就诊时间：2019年8月9日　农历己亥年七月初九　立秋—处暑

主　　诉：小便频数2月。

病史及症状：患者小便频数，畏寒肢冷，伴口干，嗜睡，眩晕，健忘，腰膝酸软，夜尿频多。舌淡胖，苔白腻伴裂纹（图2-186）。脉细弱。

辨病与辨证：

中医诊断：淋证·肾气不固证

西医诊断：膀胱过度活动症

方　药

益智仁 30克	鸡内金 20克	怀山药 30克
莲　子 10克	黄　精 30克	肉　桂 10克
黄　芪 30克	白术(炒)20克	当　归 15克
山茱萸 15克		

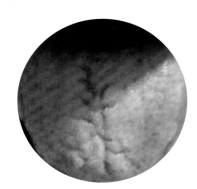

图2-186　舌苔照片

案例187：慢性前列腺炎　湿热下注证

基本信息：何××，男，52岁。

就诊时间：2019年8月10日　农历己亥年七月初十　立秋—处暑

主　　诉：反复尿频、尿急1年余。

病史及症状：患者尿频、尿急，尿后余沥，伴阴囊潮湿，腰骶酸胀不适，疲倦乏力，口苦、口臭、咽干。舌暗紫，苔黄白相兼（图2-187）。脉滑数。

辨病与辨证：

中医诊断：癃闭·湿热下注证

西医诊断：慢性前列腺炎

方　药

黄　芩 10克	蒲公英 15克	佩　兰 30克
黄　芪 30克	陈　皮 15克	白茯苓 15克
厚　朴 10克	柴　胡 10克	薏苡仁 30克
黄　柏 10克	白术(炒)20克	苍　术 20克

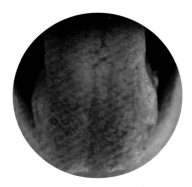

图2-187　舌苔照片

案例188：慢性前列腺炎伴增生　湿热下注证

基本信息：陈××，男，53岁。

就诊时间：2019年8月11日　农历己亥年七月十一　立秋—处暑

主　　诉：反复尿频、尿急、尿道口灼热3年，加重1周。

病史及症状：患者既往有前列腺炎伴增生，现尿频、尿急，尿道口有刺痛感，伴口苦、咽干，阴囊潮湿多汗，入睡困难。舌红，苔黄（图2-188）。脉滑数。

辨病与辨证：

中医诊断：精癃·湿热下注证

西医诊断：慢性前列腺炎伴增生

方　药

栀　子　15克	黄　芩　15克	柴　胡　18克
怀山药　30克	益智仁　30克	补骨脂　30克
薏苡仁　30克	白茯苓　15克	白术(炒)20克
苍　术　20克	合欢皮　15克	丹　参　15克
首乌藤　15克	车前草　15克	

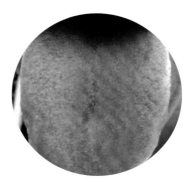

图2-188　舌苔照片

案例189：前列腺增生　湿热蕴结证

基本信息：钟××，男，55岁。

就诊时间：2019年8月12日　农历己亥年七月十二　立秋—处暑

主　　诉：反复尿频、尿急3年，加重2天。

病史及症状：患者小便不利，反复发作3年，近日尿频、尿急症状加重，伴尿不尽、口苦、咽干，大便稀溏。舌红，苔薄黄（图2-189）。脉濡滑。

辨病与辨证：

中医诊断：癃闭·湿热蕴结证

西医诊断：前列腺增生

方　药

白术(炒)20克	苍　术　20克	薏苡仁　30克
白扁豆　30克	莲　子　30克	藿　香　20克
佩　兰　20克	白茯苓　15克	柴　胡　10克
鸡内金　20克	黄　芩　10克	黄　连　6克
怀山药　30克	补骨脂　20克	益智仁　20克

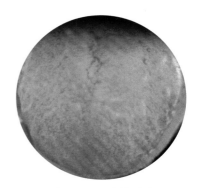

图2-189　舌苔照片

案例190：老年性前列腺炎伴增生　脾肾阳虚证

基本信息：蒋××，男，70岁。

就诊时间：2019年8月13日　农历己亥年七月十三　立秋—处暑

主　　诉：疲倦乏力、头身困重1月，加重5天。

病史及症状：患者疲倦乏力，头身困重，前阴萎软，小便余沥不尽，口淡无味，喜食热饮。舌暗淡，苔白腻（图2-190）。脉沉细无力。外院诊断：前列腺炎伴增生。

辨病与辨证：

中医诊断：虚劳·脾肾阳虚证

西医诊断：老年性前列腺炎伴增生

方　药

党　参 30克	白术(炒)20克	大腹皮 15克
菟丝子 30克	山茱萸 15克	莲　子 30克
佩　兰 30克	怀山药 30克	砂　仁 10克
白豆蔻 10克	薏苡仁 30克	藿　香 30克

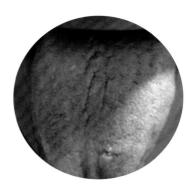

图2-190　舌苔照片

案例191：老年性前列腺炎伴增生　肝胆湿热夹肾阳虚证

基本信息：胡××，男，71岁。

就诊时间：2019年8月14日　农历己亥年七月十四　立秋—处暑

主　　诉：小便不利、困倦乏力8月余。

病史及症状：患者疲倦乏力，四肢不温，小便清长，口苦、口臭，阴囊潮湿。舌体略歪斜，舌红，苔白腻（图2-191）。脉沉细无力。外院诊断：前列腺炎伴增生。

辨病与辨证：

中医诊断：虚劳·肝胆湿热夹肾阳虚证

西医诊断：老年性前列腺炎伴增生

方　药

栀　子 10克	怀山药 30克	黄　芩 10克
通　草 10克	柴　胡 15克	白术(炒)10克
补骨脂 20克	苍　术 20克	车前子 10克
丹　参 20克	白茯苓 15克	牡丹皮　6克
白附片 10克	佩　兰 20克	

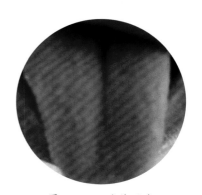

图2-191　舌苔照片

案例 192：前列腺增生　痰瘀互结伴肾阳虚证

基本信息：王××，男，80岁。

就诊时间：2019年8月15日　农历己亥年七月十五　立秋—处暑

主　　诉：小便余沥不尽3年，加重7天。

病史及症状：患者小便余沥，夜尿频多，头身困重，前阴萎软。舌暗红，苔白厚腻（图2-192）。脉濡缓。

辨病与辨证：

中医诊断：癃闭·痰瘀互结伴肾阳虚证

西医诊断：前列腺增生

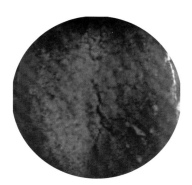

图 2-192　舌苔照片

方　药

黄　芪 20 克	薏苡仁 15 克	柴　胡 15 克
佩　兰 20 克	陈　皮 15 克	白茯苓 15 克
白术(炒)20 克	厚　朴 10 克	丹　参 20 克
鸡内金 30 克	苍　术 20 克	莲　子 30 克

案例 193：老年性前列腺炎伴增生　肝肾两虚证

基本信息：欧××，男，91岁。

就诊时间：2019年8月16日　农历己亥年七月十六　立秋—处暑

主　　诉：夜尿频多、下肢酸软6月余。

病史及症状：患者夜尿频多，余沥不尽，伴下肢酸软，咽干口渴，五心烦热。舌淡红，苔花剥白腻（图2-193）。脉细弦。

辨病与辨证：

中医诊断：癃闭·肝肾两虚证

西医诊断：老年性前列腺炎伴增生

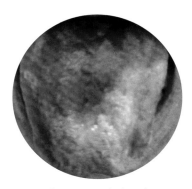

图 2-193　舌苔照片

方　药

熟地黄 20 克	怀山药 30 克	益智仁 30 克
泽　泻 6 克	薏苡仁 30 克	砂　仁 10 克
豆　蔻 10 克	补骨脂 20 克	鸡内金 30 克
苍　术 30 克	莲　子 30 克	佩　兰 30 克

案例 194：附睾炎伴前列腺炎　湿热下注夹瘀证

基本信息：邓××，男，43 岁。

就诊时间：2019 年 8 月 17 日　农历己亥年七月十七　立秋—处暑

主　　诉：右侧睾丸胀痛 5 天，加重 1 天。

病史及症状：患者右侧睾丸胀痛 5 天，在外院输液 3 天后无缓解，近日疼痛加剧，伴小便频数、余沥不尽，口苦、咽干，阴囊潮湿。舌红，苔黄厚腻（图 2-194）。脉滑数。

辨病与辨证：

中医诊断：子痈，癃闭·湿热下注夹瘀证

西医诊断：附睾炎，前列腺炎

方　药		
夏枯草 20 克	蒲公英 15 克	赤　芍 10 克
白　芍 20 克	白茯苓 15 克	白术(炒)20克
连　翘 15 克	黄　芩 10 克	苍　术 15 克
鸡内金 30 克	莲　子 30 克	益智仁 20 克

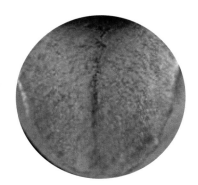

图 2-194　舌苔照片

案例 195：男性不育伴阳痿　肾阳虚衰证

基本信息：龙××，男，28 岁。

就诊时间：2019 年 8 月 18 日　农历己亥年七月十八　立秋—处暑

主　　诉：婚后 4 年不育。

病史及症状：患者婚后 4 年未生育，配偶检查无异常，外院检查精子活动度降低，现性欲减退，阳痿早泄，腰膝酸软，疲乏无力，小便清长。舌淡胖，苔薄白见裂纹（图 2-195）。脉沉细。

辨病与辨证：

中医诊断：阳痿·肾阳虚衰证

西医诊断：男性不育，阳痿

方　药		
淫羊藿 30 克	黄　精 30 克	枸杞子 30 克
熟地黄 20 克	怀山药 30 克	泽　泻 10 克
山茱萸 15 克	益智仁 20 克	黄　柏 10 克
当　归 15 克	莲　子 30 克	鸡内金 30 克
薏苡仁 30 克	蛤　蚧 1 对	

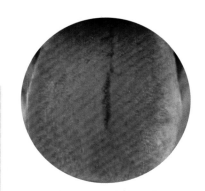

图 2-195　舌苔照片

案例 196：遗精伴焦虑症　心肾不交证

基本信息：房 ××，男，15 岁。

就诊时间：2019 年 8 月 19 日　农历己亥年七月十九　立秋—处暑

主　　诉：遗精 6 月余。

病史及症状：患者 6 月前无梦遗精，伴忧心忡忡，失眠健忘，心悸不宁，全身乏力，
　　　　　　口苦纳差，大便干结。舌淡，苔白（图 2-196）。脉细弱。

辨病与辨证：

中医诊断：遗精·心肾不交证

西医诊断：遗精，焦虑症

方　药		
栀　子 10 克	益智仁 20 克	大腹皮 15 克
槟　榔 15 克	砂　仁 10 克	山茱萸 20 克
建　曲 20 克	山　楂 20 克	陈　皮 15 克
白茯苓 15 克	怀山药 20 克	白术(炒)20 克
决明子 30 克	鸡内金 20 克	莲　子 20 克

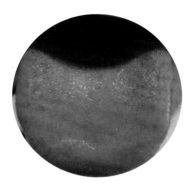

图 2-196　舌苔照片

案例 197：性功能障碍　肾阳虚衰伴寒湿下注证

基本信息：唐 ××，男，26 岁。

就诊时间：2019 年 8 月 20 日　农历己亥年七月廿　立秋—处暑

主　　诉：早泄 6 月余。

病史及症状：患者新婚后纵欲，尔后出现早泄，伴头晕犯困，嗜睡乏力，阴囊潮湿。
　　　　　　舌淡嫩，苔薄白而润（图 2-197）。脉濡缓。

辨病与辨证：

中医诊断：早泄·肾阳虚衰伴寒湿下注证

西医诊断：性功能障碍

方　药		
白附片 20 克	薏苡仁 30 克	肉　桂　6 克
淫羊藿 30 克	山茱萸 20 克	怀山药 30 克
杜　仲 30 克	补骨脂 15 克	苍　术 30 克
益智仁 30 克	干　姜　6 克	蛇床子 30 克

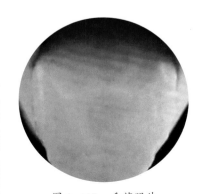

图 2-197　舌苔照片

案例198：性功能障碍　肝肾两虚夹心脾两虚证

基本信息：伍××，男，43岁。

就诊时间：2019年8月21日　农历己亥年七月廿一　立秋—处暑

主　　诉：早泄近1年。

病史及症状：患者早泄近1年，伴疲倦乏力，苦闷，焦躁。舌淡红，苔薄白（图2-198）。脉沉细。

辨病与辨证：

中医诊断：早泄·肝肾两虚夹心脾两虚证

西医诊断：性功能障碍

方　药

桑螵蛸 15克	锁　阳 20克	益智仁 20克
怀山药 30克	鸡内金 30克	山茱萸 15克
牡丹皮 10克	郁　金 15克	白　芍 20克
白附片 10克	肉　桂 10克	干　姜 6克

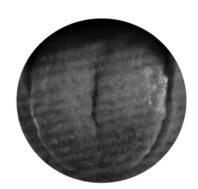

图2-198　舌苔照片

案例199：勃起功能障碍　湿热下注证

基本信息：徐××，男，43岁。

就诊时间：2019年8月22日　农历己亥年七月廿二　立秋—处暑

主　　诉：阳事不举6月。

病史及症状：患者性欲冷淡，前阴萎软，房事不举或举而不坚，伴口苦，咽干，烦闷，呕恶。舌红，苔黄腻（图2-199）。脉滑数。

辨病与辨证：

中医诊断：阳痿·湿热下注证

西医诊断：勃起功能障碍

方　药

栀　子 10克	地肤子 30克	黄　芩 10克
白术(炒) 20克	苍　术 20克	白茯苓 15克
柴　胡 10克	阳起石 30克	肉苁蓉 15克
菟丝子 25克	蛤　蚧 1对	盐黄柏 10克

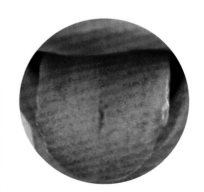

图2-199　舌苔照片

案例200：勃起功能障碍　湿热下注证

基本信息：赵××，男，54岁。

就诊时间：2019年8月23日　农历己亥年七月廿三　处暑

主　　诉：阳事不举、阴囊潮湿8月。

病史及症状：患者下肢痿软无力，阳事不举，阴囊潮湿，伴口干口苦，喜凉恶热，小便黄。舌红，苔黄腻（图2-200）。脉滑数。

辨病与辨证：

中医诊断：阳痿·湿热下注证

西医诊断：勃起功能障碍

方　药

龙胆草 10克	栀 子 15克	黄 芩 15克
柴 胡 15克	木 通 10克	佩 兰 30克
薏苡仁 30克	淫羊藿 20克	白豆蔻 10克
白术(炒)20克	苍 术 20克	蛤 蚧 1对

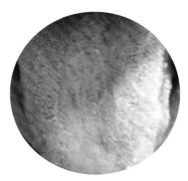

图2-200　舌苔照片

案例201：勃起功能障碍　肝肾两虚证

基本信息：叶××，男，26岁。

就诊时间：2019年8月24日　农历己亥年七月廿四　处暑—白露

主　　诉：阳事不举6月。

病史及症状：患者年少纵欲，现阳事不举或举而不坚，伴视力减退，易疲倦犯困。舌淡，苔白滑（图2-201）。脉沉细。

辨病与辨证：

中医诊断：阳痿·肝肾两虚证

西医诊断：勃起功能障碍

方　药

首乌藤 15克	淫羊藿 20克	阳起石 30克
蛤 蚧 1对	益智仁 10克	枸杞子 20克
菊 花 20克	怀山药 30克	牡丹皮 6克
茺蔚子 10克	山茱萸 15克	白茯苓 15克

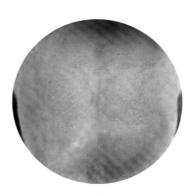

图2-201　舌苔照片

案例202：勃起功能障碍　肾阳虚衰证

基本信息：梅××，男，48岁。

就诊时间：2019年8月25日　农历己亥年七月廿五　处暑—白露

主　　诉：疲倦乏力、阳事不举1年余。

病史及症状：患者1年前出现性欲低下，阳事不举，前阴萎软，伴畏寒肢冷。舌淡，
苔薄白（图2-202）。脉沉细。

辨病与辨证：

中医诊断：阳萎·肾阳虚衰证

西医诊断：勃起功能障碍

方　药

阳起石 20克	大腹皮 15克	锁　阳 15克
怀山药 20克	苍　术 30克	淫羊藿 30克
莲　子 30克	白术(炒)20克	熟地黄 15克
泽　泻 10克	白茯苓 15克	枸杞子 20克

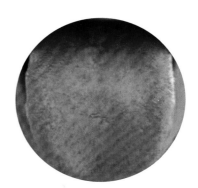

图2-202　舌苔照片

案例203：勃起功能障碍伴神经性皮炎　肝肾两虚夹湿证

基本信息：周××，男，40岁。

就诊时间：2019年8月26日　农历己亥年七月廿六　处暑—白露

主　　诉：阳事不举2年余。

病史及症状：患者有神经性皮炎病史，2年前出现阳事不举，现情绪低落，神经性皮
炎频频发作。舌淡，苔白腻（图2-203）。脉沉细。

辨病与辨证：

中医诊断：阳痿，顽癣·肝肾两虚夹湿证

西医诊断：勃起功能障碍，神经性皮炎

方　药

补骨脂 30克	怀山药 30克	薏苡仁 30克
益智仁 30克	鸡内金 30克	地肤子 30克
苍耳子 10克	当　归 15克	白茯苓 15克
合欢皮 15克	蛇　蜕 10克	露蜂房 10克

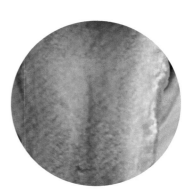

图2-203　舌苔照片

案例204：勃起功能障碍伴前列腺炎　肾阳虚衰证

基本信息：夏××，男，41岁。

就诊时间：2019年8月27日　农历己亥年七月廿七　处暑—白露

主　　诉：夜尿增多、阳事不举1年。

病史及症状：患者患有前列腺炎，现尿频，夜间为甚，尿不尽，前阴萎软，举而不坚，伴情绪低落，不思饮食。舌淡，苔灰白（图2-204）。脉沉迟。

辨病与辨证：

中医诊断：阳痿·肾阳虚衰证

西医诊断：勃起功能障碍，前列腺炎

方　药

淫羊藿 30克	白附片 10克	干　姜　6克
蛤　蚧 1对	枸杞子 30克	怀山药 30克
泽　泻 10克	山茱萸 15克	益智仁 30克
补骨脂 30克	苍　术 15克	合欢皮 10克

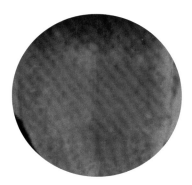

图2-204　舌苔照片

案例205：阴茎异常勃起　肝经湿热证

基本信息：徐××，男，30岁。

就诊时间：2019年8月28日　农历己亥年七月廿八　处暑—白露

主　　诉：阴茎持续勃起伴疼痛1月。

病史及症状：患者阴茎在非刺激条件下持续勃起，夜间尤甚，自觉阴茎隐隐作痛，伴口淡无味，阴囊潮湿。舌淡红，苔黄腻（图2-205）。脉滑数。

辨病与辨证：

中医诊断：阳强·肝经湿热证

西医诊断：阴茎异常勃起

方　药

柴　胡 15克	薏苡仁 30克	砂　仁 10克
白豆蔻 10克	黄　芩 10克	栀　子 10克
车前子 20克	白术(炒)20克	泽　泻 10克
木　通 10克	苍　术 20克	白茯苓 15克
王不留行 20克		

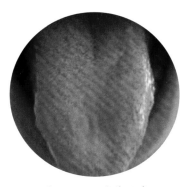

图2-205　舌苔照片

第七节　舌象在妇科常见疾病中的运用

案例206：月经不调伴盆腔炎　气虚血瘀夹痰湿蕴结证

基本信息：甘××，女，40岁。

就诊时间：2019年8月29日　农历己亥年七月廿九　处暑—白露

主　　诉：月经量少伴白带增多1年余。

病史及症状：患者1年前出现经期延长，每次经行10余天方尽，量少，色暗红，夹
　　　　　　瘀血块，伴口苦、咽干，带下增多呈黄色。舌暗紫，苔黄腻伴裂纹（图
　　　　　　2-206）。脉沉涩无力。外院诊断：盆腔炎。

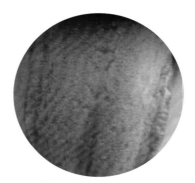

图2-206　舌苔照片

辨病与辨证：

中医诊断：月经过少·气虚血瘀夹痰湿蕴结证

西医诊断：月经不调，盆腔炎

方药				
	益母草 20克	当　归 15克	赤　芍 10克	川　芎　6克
	柴　胡 18克	白茯苓 15克	熟地黄 15克	砂　仁 10克
	栀　子 10克	白术(炒) 20克	甘　草　6克	怀山药 30克
	牛　膝 15克			

案例 207：月经不调伴盆腔炎　血瘀夹寒湿证

基本信息：刘××，女，40 岁。
就诊时间：2019 年 8 月 30 日　农历己亥年八月初一　处暑—白露
主　　诉：近一年每月经行 10 余天。
病史及症状：患者 1 年前出现经期延长，每月经行 10 余天，月经色暗、量少、夹瘀血块，
　　　　　　经行腹痛，睡眠不佳。舌暗紫，苔白滑（图 2-207）。脉涩。外院诊断：
　　　　　　盆腔炎。

辨病与辨证：

中医诊断：经期延长·血瘀夹寒湿证

西医诊断：月经不调，盆腔炎

方　药

当　归 10 克	白　芍 20 克	甘　草　6 克
肉　桂　6 克	薏苡仁 30 克	白茯苓 15 克
白术(炒)20克	首乌藤 15 克	茜　草 30 克
黄　芪 30 克	川　芎　6 克	熟地黄 20 克

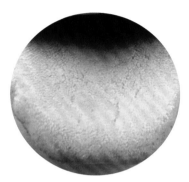

图 2-207　舌苔照片

案例 208：月经不调伴盆腔炎　湿热下注夹血瘀证

基本信息：周××，女，32 岁。
就诊时间：2019 年 8 月 31 日　农历己亥年八月初二　处暑—白露
主　　诉：连续 3 月经期延长。
病史及症状：患者有盆腔炎病史，现经行 10 余天未尽，经色鲜红，夹瘀血块，平素
　　　　　　伴白带多，色黄奇臭，会阴部瘙痒。舌红，苔黄（图 2-208）。脉滑数。

辨病与辨证：

中医诊断：经期延长·湿热下注夹血瘀证

西医诊断：月经不调，盆腔炎

方　药

当　归 16 克	白　芍 30 克	白茯苓 15 克
蒲公英 10 克	栀　子 15 克	薏苡仁 30 克
白术(炒)15克	苍　术 15 克	川　芎 10 克
益母草 15 克	黄　芩 10 克	柴　胡 15 克
合欢皮 10 克	赤　芍 15 克	地肤子 15 克

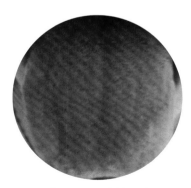

图 2-208　舌苔照片

案例209：月经不调伴便秘　肾阳虚衰夹痰湿闭阻证

基本信息：付××，女，35岁。

就诊时间：2019年9月1日　农历己亥年八月初三　处暑—白露

主　　诉：月经量少3月。

病史及症状：患者体型偏胖，有脂肪肝和乳腺囊肿病史，近3月经量减少，经期
　　　　　　2~3天，经行头痛，伴怕冷贪热，大便干结。舌红，苔白腻（图2-209）。
　　　　　　脉濡滑。

辨病与辨证：

中医诊断：月经过少·肾阳虚衰夹痰湿闭阻证

西医诊断：月经不调，便秘

方　药

白附片 20克	干姜 6克	益母草 20克
当归 15克	白芍 20克	川芎 10克
白茯苓 15克	白术(炒)20克	甘草 10克
桃仁 10克	锁阳 20克	合欢皮 15克
丝瓜络 10克	黄芪 30克	

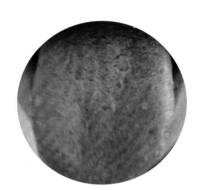

图2-209　舌苔照片

128

案例210：月经不调伴乳腺增生症　血热夹瘀证

基本信息：杜××，女，28岁。

就诊时间：2019年9月2日　农历己亥年八月初四　处暑—白露

主　　诉：月经过多3月。

病史及症状：患者平素喜食辛辣，现月经过多，经行7天以上，伴乳房胀痛，经期
　　　　　　较前延长，月经色红，夹瘀血块，失眠多梦。舌暗红，苔薄黄（图2-210）。
　　　　　　脉弦数。外院诊断：乳腺增生。

辨病与辨证：

中医诊断：月经过多，乳癖·血热夹瘀证

西医诊断：月经不调，乳腺增生症

方　药

夏枯草 20克	郁金 10克	牡丹皮 10克
丝瓜络 15克	当归 15克	茜草 20克
白茯苓 15克	白术(炒)20克	川芎 10克
合欢皮 10克	首乌藤 15克	丹参 15克
栀子 10克	浙贝母 20克	

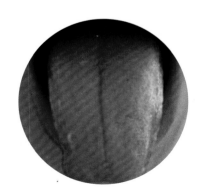

图2-210　舌苔照片

案例 211：月经不调伴乳腺增生症　痰瘀互结伴气虚证

基本信息：谭××，女，38 岁。

就诊时间：2019 年 9 月 3 日　农历己亥年八月初五　处暑—白露

主　　诉：月经先后不定期 5 月。

病史及症状：患者有乳腺增生症，现月经先后不定期 5 月，月经量少，短气懒言，经
　　　　　　色暗红挟瘀，行经期情绪易激动，乳房胀痛明显。舌暗紫，苔白腻（图
　　　　　　2-211）。脉沉涩。

辨病与辨证：

中医诊断：月经先后不定期，乳癖·痰瘀互结伴气虚证

西医诊断：月经不调，乳腺增生症

方　药

益母草 20 克	当　归 15 克	白　芍 20 克
柴　胡 15 克	白茯苓 15 克	白术(炒)20 克
香　附 10 克	郁　金 10 克	桃　仁 10 克
党　参 30 克	法半夏 10 克	浙贝母 20 克
苏　木 10 克	姜　黄 10 克	夏枯草 15 克
丝瓜络 15 克		

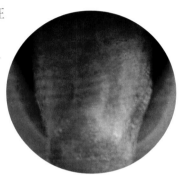

图 2-211　舌苔照片

案例 212：月经不调伴慢性浅表性胃炎　肝胃不和夹湿热中阻证

基本信息：杜××，女，39 岁。

就诊时间：2019 年 9 月 4 日　农历己亥年八月初六　处暑—白露

主　　诉：月经量少，反复胃脘胀满 1 年，加重 5 天。

病史及症状：患者有慢性浅表性胃炎病史，近日时值经期，经量少，2 天则无，同时胃
　　　　　　脘胀满甚，伴泛酸、口苦、呃逆、嗳气。舌红，苔黄腻（图 2-212）。脉滑数。

辨病与辨证：

中医诊断：月经过少，痞满·肝胃不和夹湿热中阻证

西医诊断：月经不调，慢性浅表性胃炎

方　药

藿　香 30 克	大腹皮 15 克	香　附 10 克
郁　金 10 克	黄　芩 10 克	陈　皮 15 克
白茯苓 15 克	白术(炒)20 克	合欢皮 15 克
厚　朴 6 克	薏苡仁 30 克	栀　子 15 克
砂　仁 10 克	丹　参 20 克	益母草 20 克
佩　兰 30 克		

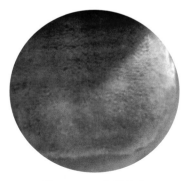

图 2-212　舌苔照片

案例 213：月经不调　气血两虚证

基本信息：唐××，女，29岁。

就诊时间：2019年9月5日　农历己亥年八月初七　处暑—白露

主　　诉：月经2月未行。

病史及症状：患者经期延后2月，平素易疲倦，月经量少、色淡、质稀，头晕眼花，
心悸失眠，面色苍白。舌淡，苔薄白（图2-213）。脉沉细。

辨病与辨证：

中医诊断：月经后期·气血两虚证

西医诊断：月经不调

方　药

当　归 15克	白　芍 20克	熟地黄 15克
益母草 20克	党　参 30克	黄　芪 30克
首乌藤 15克	川　芎 15克	白茯苓 15克
白术(炒)20克	桃　仁 10克	红　花 6克

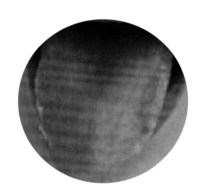

图 2-213　舌苔照片

案例 214：月经不调　气血两虚证

基本信息：马××，女，40岁。

就诊时间：2019年9月6日　农历己亥年八月初八　处暑—白露

主　　诉：月经淋漓不断20余天。

病史及症状：患者经行初期月经量多，而后经色变淡，经质清稀，淋漓不断，伴下
腹坠胀疼痛，面色㿠白，气短懒言，体倦身疲。舌淡嫩伴齿痕，苔薄
白（图2-214）。脉细弱。

辨病与辨证：

中医诊断：崩漏·气血两虚证

西医诊断：月经不调

方　药

党　参 30克	当　归 15克	白　芍 20克
茜　草 20克	白茯苓 15克	熟地黄 20克
肉　桂 6克	升　麻 15克	黄　芪 30克
白术(炒)10克	蒲公英 15克	甘　草 6克
干　姜 6克	怀山药 30克	杜　仲 10克

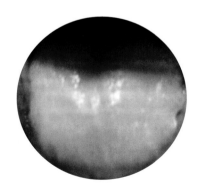

图 2-214　舌苔照片

案例215：月经不调　心脾两虚证

基本信息：陈××，女，34岁。

就诊时间：2019年9月7日　农历己亥年八月初九　处暑—白露

主　　诉：月经量少3月余。

病史及症状：患者月经量少，经期延后，经色淡，质稀，伴面白无华，心累乏力，头晕眼花，失眠多梦，大便不畅。舌嫩红，苔薄白（图2-215）。脉虚细。

辨病与辨证：

中医诊断：月经过少·心脾两虚证

西医诊断：月经不调

方　药

党　参 30克	当　归 15克	白术(炒)20克
川　芎 10克	白茯苓 15克	甘　草 10克
熟地黄 20克	砂　仁 10克	远　志 10克
白　芍 20克	黄　芪 30克	大　枣 15克

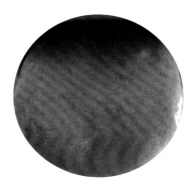

图2-215　舌苔照片

案例216：月经不调　肝脾两虚证

基本信息：黄××，女，30岁。

就诊时间：2019年9月8日　农历己亥年八月初十　白露

主　　诉：月经量少7年。

病史及症状：患者月经量少，经行2天则止，伴气短乏力，心悸怔忡，嗜睡，厌食。舌淡红，苔白（图2-216）。脉弦细无力。

辨病与辨证：

中医诊断：月经过少·肝脾两虚证

西医诊断：月经不调

方　药

党　参 30克	白茯苓 15克	益母草 20克
黄　芪 40克	熟地黄 20克	当　归 15克
川　芎 10克	白　芍 30克	怀山药 30克
山茱萸 15克	淫羊藿 30克	神　曲 20克

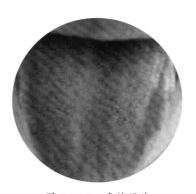

图2-216　舌苔照片

案例217：月经不调　肝脾两虚夹阴虚证

基本信息：刘××，女，46岁。

就诊时间：2019年9月9日　农历己亥年八月十一　白露—秋分

主　　诉：月经量少6月。

病史及症状：患者月经量减少，经期不足2天，经色淡、质稀，伴头晕眼花，心悸失眠，面色萎黄。舌红，苔少（图2-217）。脉沉细无力。

辨病与辨证：

中医诊断：月经过少·肝脾两虚夹阴虚证

西医诊断：月经不调

方　药

黄　芪 30克	远　志 10克	枸杞子 20克
熟地黄 20克	当　归 15克	党　参 30克
甘　草 10克	白术(炒)20克	牡丹皮 10克
山茱萸 15克	生地黄 15克	陈　皮 20克

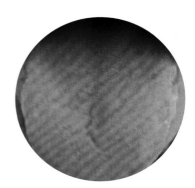

图2-217　舌苔照片

案例218：月经不调　肝肾阴虚证

基本信息：王××，女，20岁。

就诊时间：2019年9月10日　农历己亥年八月十二　白露—秋分

主　　诉：月经量少3月。

病史及症状：患者4月前行人流术，尔后月经量减少，经行不足2天则尽，伴五心烦热，夜间多汗，口干喜冷饮。舌边尖红，舌根部苔花剥（图2-218）。脉细数。

辨病与辨证：

中医诊断：月经过少·肝肾阴虚证

西医诊断：月经不调

方　药

生地黄 20克	当　归 15克	熟地黄 20克
青　蒿 10克	地骨皮 10克	牡丹皮 10克
山茱萸 15克	白茯苓 15克	怀山药 30克
益母草 20克	菟丝子 20克	白术(炒)10克

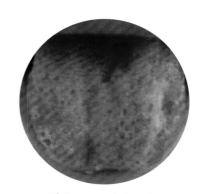

图2-218　舌苔照片

案例 219：月经不调　气血两虚夹湿证

基本信息：付××，女，35 岁。

就诊时间：2019 年 9 月 11 日　农历己亥年八月十三　白露—秋分

主　　诉：月经量少 3 月。

病史及症状：患者既往有乳腺囊肿病史，现月经量少，经色淡红，经期 1~2 天，伴经行乳房胀痛，时有胸闷。舌淡红，苔白糙（图 2-219）。脉沉细。

辨病与辨证：

中医诊断：月经过少·气血两虚夹湿证

西医诊断：月经不调

方药

当　归 15 克	白　芍 20 克	川　芎 10 克
熟地黄 15 克	白术(炒)10 克	苍　术 20 克
怀山药 20 克	益母草 30 克	党　参 30 克
黄　芪 30 克	蒲公英 15 克	夏枯草 15 克
丝瓜络 10 克		

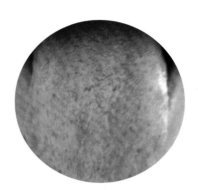

图 2-219　舌苔照片

案例 220：功能性子宫出血　气血两虚证

基本信息：颜××，女，34 岁。

就诊时间：2019 年 9 月 12 日　农历己亥年八月十四　白露—秋分

主　　诉：月经淋漓不断 20 余天。

病史及症状：患者经行 20 天未尽，伴心累气紧，倦怠乏力，懒言嗜睡，经色淡，经量少。舌淡嫩，苔白腻（图 2-220）。脉濡滑。

辨病与辨证：

中医诊断：崩漏·气血两虚证

西医诊断：功能性子宫出血

方药

藕　节 20 克	茜　草 20 克	甘　草 10 克
当　归 15 克	黄　芪 30 克	熟地黄 30 克
大　枣 15 克	党　参 30 克	白　芍 20 克
白术(炒)30 克	白扁豆 30 克	怀山药 30 克

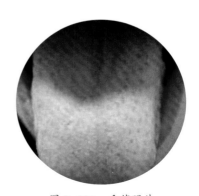

图 2-220　舌苔照片

案例221：痛经 寒凝气滞证

基本信息：唐××，女，29岁。

就诊时间：2019年9月13日 农历己亥年八月十五 白露—秋分

主　　诉：经行腹痛7月余。

病史及症状：患者每月经行腹痛，月经延后、量少不畅，色紫暗，伴经前烦躁、乳房胀痛。舌暗紫，苔薄白（图2-221）。脉沉紧。

辨病与辨证：

中医诊断：痛经·寒凝气滞证

西医诊断：痛经

方 药

当 归 15克	白 芍 20克	熟地黄 15克
益母草 20克	艾 叶 15克	肉 桂 6克
苏 木 10克	姜 黄 15克	延胡索 15克
香 附 15克	桃 仁 10克	红 花 6克

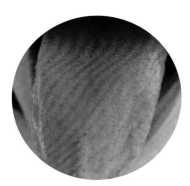

图2-221 舌苔照片

案例222：痛经 阳虚内寒证

基本信息：文××，女，31岁。

就诊时间：2019年9月14日 农历己亥年八月十六 白露—秋分

主　　诉：经行腹痛4月。

病史及症状：患者经行腹部，隐痛，伴手脚发凉，腹痛喜揉按，经量少、色淡、质稀，面色无华。舌暗，苔白滑（图2-222）。脉细弱。

辨病与辨证：

中医诊断：痛经·阳虚内寒证

西医诊断：痛经

方 药

当 归 15克	益母草 20克	党 参 20克
白术(炒)20克	白茯苓 15克	川 芎 6克
白 芍 20克	甘 草 10克	生地黄 20克
淫羊藿 30克	干 姜 3克	白附片 10克
肉 桂 6克	延胡索 15克	

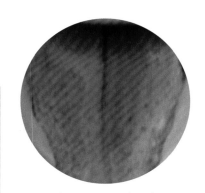

图2-222 舌苔照片

案例 223：痛经　气滞血瘀证

基本信息：唐××，女，43 岁。

就诊时间：2019 年 9 月 15 日　农历己亥年八月十七　白露—秋分

主　　诉：经行腹痛 3 月余。

病史及症状：患者平素易抑郁，易怒，经行腹痛，伴胸胁乳房胀痛，经行不畅，经色
　　　　　　紫暗，夹瘀血块。舌尖红，舌边见齿痕，苔薄黄（图 2-223）。脉弦涩。

辨病与辨证：

中医诊断：痛经·气滞血瘀证

西医诊断：痛经

方　药

蒲公英 15 克	黄　芩 15 克	当　归 15 克
益母草 20 克	白　芍 30 克	白茯苓 15 克
延胡索 18 克	甘　草 10 克	川　芎 10 克
熟地黄 20 克	薏苡仁 30 克	柴　胡 15 克

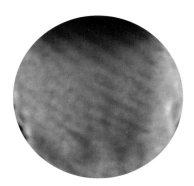

图 2-223　舌苔照片

案例 224：子宫内膜异位症　寒凝血瘀证

基本信息：张××，女，32 岁。

就诊时间：2019 年 9 月 16 日　农历己亥年八月十八　白露—秋分

主　　诉：月经量少、经行腹痛 3 年余。

病史及症状：患者月经量减少，经行小腹痉挛性疼痛，得热则舒。舌暗红，苔白腻（图
　　　　　　2-224）。脉沉紧。

辨病与辨证：

中医诊断：痛经·寒凝血瘀证

西医诊断：子宫内膜异位症

方　药

当　归 15 克	白　芍 20 克	柴　胡 15 克
白茯苓 15 克	白术(炒)20 克	甘　草　6 克
肉　桂　6 克	益母草 20 克	白附片 10 克
干　姜　6 克	延胡索 18 克	红　花　6 克

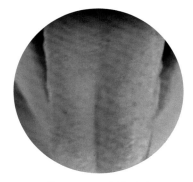

图 2-224　舌苔照片

案例 225：子宫内膜异位症　肾阳衰伴宫寒证

基本信息：滕××，女，22 岁。

就诊时间：2019 年 9 月 17 日　农历己亥年八月十九　白露—秋分

主　　诉：经行腹痛 3 月。

病史及症状：患者经行小腹疼痛，平素怕冷，饮食生冷后腹痛明显，月经量多、色淡。舌淡，苔薄白（图 2-225）。脉沉细。外院诊断：子宫内膜异位症。

辨病与辨证：

中医诊断：痛经·肾阳衰伴宫寒证

西医诊断：子宫内膜异位症

方药

当　归 15 克	熟地黄 20 克	大　枣 15 克
白　芍 30 克	甘　草 10 克	党　参 30 克
白附片 10 克	淫羊藿 30 克	茜　草 20 克
延胡索 15 克	干　姜 6 克	肉　桂 6 克

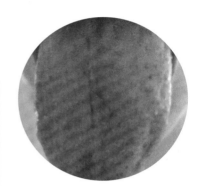

图 2-225　舌苔照片

案例 226：子宫内膜异位症　寒凝血瘀证

基本信息：李××，女，22 岁。

就诊时间：2019 年 9 月 18 日　农历己亥年八月廿　白露—秋分

主　　诉：痛经 4 年，加重 3 月。

病史及症状：患者经行腹痛，近 3 月疼痛加剧，伴小腹坠胀，畏寒肢冷。舌暗紫，苔白滑（图 2-226）。脉沉紧。外院诊断：子宫内膜异位症。

辨病与辨证：

中医诊断：痛经·寒凝血瘀证

西医诊断：子宫内膜异位症

方药

白附片 20 克	肉　桂 10 克	干　姜 10 克
益母草 20 克	当　归 15 克	白　芍 30 克
柴　胡 15 克	白茯苓 15 克	白术(炒)20 克
甘　草 10 克	枸杞子 20 克	怀山药 30 克
淫羊藿 20 克	延胡索 15 克	

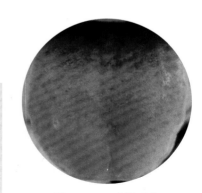

图 2-226　舌苔照片

案例 227： 子宫内膜异位症　气血两虚证

基本信息：罗××，女，36岁。

就诊时间：2019年9月19日　农历己亥年八月廿一　白露—秋分

主　　诉：经行腹痛6月。

病史及症状：患者经行小腹痉挛性疼痛，喜揉按，经量少、色淡、质薄，面色不华。舌淡，边尖见齿痕，苔薄白（图2-227）。脉细弱。外院诊断：子宫内膜异位症。

辨病与辨证：

中医诊断：痛经·气血两虚证

西医诊断：子宫内膜异位症

方　药

蒲公英 15 克	黄　芩 15 克	当　归 15 克
益母草 20 克	白　芍 30 克	赤　芍 10 克
延胡索 18 克	甘　草 10 克	川　芎 10 克
熟地黄 20 克	白茯苓 15 克	柴　胡 15 克

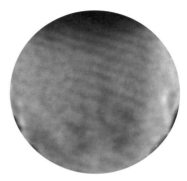

图 2-227　舌苔照片

137

案例 228： 子宫内膜息肉　气虚夹瘀证

基本信息：邓××，女，47岁。

就诊时间：2019年9月20日　农历己亥年八月廿二　白露—秋分

主　　诉：月经间期出血3月。

病史及症状：患者月经间期出血，伴倦怠乏力，经期延长，经期出血量增多且有瘀血块。舌淡红，苔白（图2-228）。脉细涩。外院诊断：子宫内膜息肉。

辨病与辨证：

中医诊断：月经先后不定期·气虚夹瘀证

西医诊断：子宫内膜息肉

方　药

当　归 15 克	赤　芍 10 克	益母草 15 克
鸡血藤 20 克	夏枯草 15 克	川　芎 10 克
柴　胡 18 克	白茯苓 15 克	白术(炒) 20 克
甘　草 10 克	蒲公英 15 克	桃　仁 10 克
红　花 10 克	丝瓜络 15 克	党　参 20 克
黄　芪 30 克		

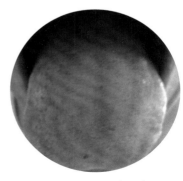

图 2-228　舌苔照片

案例229：子宫肌瘤　气虚伴血瘀证

基本信息：王××，女，46岁。

就诊时间：2019年9月21日　农历己亥年八月廿三　白露—秋分

主　　诉：经期延后3月。

病史及症状：患者经期延后，经量少，经色暗红，伴疲倦乏力，小腹胀痛。舌淡红，苔薄白（图2-229）。脉细涩。外院诊断：子宫肌瘤。

辨病与辨证：

中医诊断：月经后期·气虚伴血瘀证

西医诊断：子宫肌瘤

方　药

益母草 20克	黄　芪 30克	川牛膝 15克
当　归 15克	川　芎 6克	三　棱 10克
莪　术 10克	苏　木 10克	白　芍 15克
桃　仁 10克	红　花 6克	姜　黄 10克

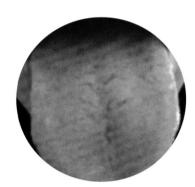

图2-229　舌苔照片

案例230：子宫内膜炎　痰瘀互结证

基本信息：杨××，女，33岁。

就诊时间：2019年9月22日　农历己亥年八月廿四　白露—秋分

主　　诉：月经量少4月。

病史及症状：患者4月前行人流术，术后月经量少持续至今，伴经行腹痛，白带黄稠，倦怠乏力，头身困重，口苦咽干。舌红，苔黄（图2-230）。脉沉涩。

辨病与辨证：

中医诊断：月经过少·痰瘀互结证

西医诊断：子宫内膜炎

方　药

当　归 15克	白　芍 20克	柴　胡 15克
白茯苓 15克	益母草 30克	金银花 30克
连　翘 15克	赤　芍 10克	白术(炒)20克
川　芎 10克	黄　芪 30克	蒲公英 20克

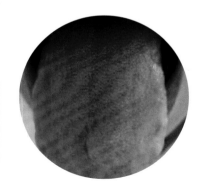

图2-230　舌苔照片

案例231：多囊卵巢综合征　气滞血瘀证

基本信息：杨××，女，20岁。

就诊时间：2019年9月23日　农历己亥年八月廿五　秋分

主　　诉：经期延后。

病史及症状：患者既往有多囊卵巢综合征病史，经期延后，量少不畅，色紫暗，夹有血凝块，伴经行腹痛，乳房胀痛。舌暗紫，苔灰黑，舌边有瘀点（图2-231）。脉弦涩。外院诊断：多囊卵巢综合征。

辨病与辨证：

中医诊断：月经后期·气滞血瘀证

西医诊断：多囊卵巢综合征

方药

桃　仁 10克	当　归 15克	红　花 10克
白　芍 30克	黄　芪 30克	三　棱 15克
姜　黄 10克	大血藤 30克	益母草 20克
莪　术 15克	川　芎 10克	川牛膝 15克

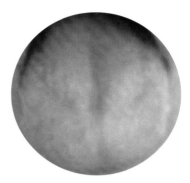

图2-231　舌苔照片

139

案例232：多囊卵巢综合征　瘀热互结证

基本信息：杨××，女，36岁。

就诊时间：2019年9月24日　农历己亥年八月廿六　秋分—寒露

主　　诉：月经量少4月。

病史及症状：患者近4月月经量少，经色暗红，夹瘀血块，伴烦躁易怒，目睛胀痛，带下黄赤。舌暗紫，苔黄腻（图2-232）。脉沉涩。外院诊断：多囊卵巢综合征。

辨病与辨证：

中医诊断：月经过少·瘀热互结证

西医诊断：多囊卵巢综合征

方药

桃　仁 10克	白术(炒)20克	红　花 10克
赤　芍 15克	柴　胡 15克	当归尾 20克
苏　木 10克	莪　术 10克	丹　参 30克
蒲公英 15克	川　芎 10克	益母草 20克

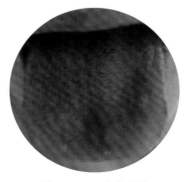

图2-232　舌苔照片

案例233：多囊卵巢综合征 痰湿瘀阻伴脾肾阳虚证

基本信息：张××，女，30岁。

就诊时间：2019年9月25日 农历己亥年八月廿七 秋分—寒露

主　诉：月经量减少7月。

病史及症状：患者体型偏胖，7月前出现月经量减少，经色暗红，伴口淡无味，白带清稀，量多，矢气频作。舌暗红，苔白腻（图2-233）。脉沉迟。外院诊断：多囊卵巢综合征。

辨病与辨证：

中医诊断：月经过少·痰湿瘀阻伴脾肾阳虚证

西医诊断：多囊卵巢综合征

方 药

陈 皮 20克	法半夏 10克	白茯苓 15克
川 芎 10克	砂 仁 10克	白术(炒)20克
豆 蔻 10克	白附片 10克	干 姜 10克
苍 术 20克	益母草 30克	

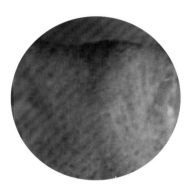

图2-233 舌苔照片

140

案例234：多囊卵巢综合征伴生殖器疱疹 痰瘀互结夹气虚证

基本信息：李××，女，32岁

就诊时间：2019年9月26日 农历己亥年八月廿八 秋分—寒露

主　诉：会阴部水疱反复发作3年余。

病史及症状：患者月经先后不定期，量少色暗，会阴部多于月经前后反复发作水疱，皮损处灼热刺痛，伴入睡困难或睡后易醒。舌暗，苔白滑（图2-234）。脉细涩。

辨病与辨证：

中医诊断：月经不调，热疮·痰瘀互结夹气虚证

西医诊断：多囊卵巢综合征，生殖器疱疹

方 药

半枝莲 30克	法半夏 10克	板蓝根 20克
黄 芪 40克	牡丹皮 10克	薏苡仁 20克
当 归 15克	首乌藤 15克	合欢皮 15克
酸枣仁 20克	苍 术 20克	香 附 20克
白花蛇舌草 30克		

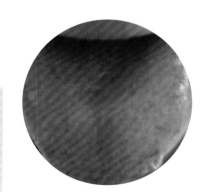

图2-234 舌苔照片

案例235：急性盆腔炎　湿热下注夹脾虚证

基本信息：何××，女，36岁。

就诊时间：2019年9月27日　农历己亥年八月廿九　秋分—寒露

主　　诉：白带增多2周。

病史及症状：患者既往有肝血管瘤、乳腺增生病史。2周前行房事后出现白带增多，赤白相兼，臭秽难闻，伴疲倦乏力，小腹疼痛，腰骶酸痛，口苦咽干，小便短赤。舌淡，苔白腻（图2-235）。脉濡滑。

辨病与辨证：

中医诊断：带下病·湿热下注夹脾虚证

西医诊断：急性盆腔炎

方　药		
黄　柏 10克	黄　芩 10克	柴　胡 18克
薏苡仁 30克	蒲公英 20克	白　果 10克
土茯苓 20克	白　芷 10克	白术(炒)20克
苍　术 20克	怀山药 30克	白茯苓 15克
白花蛇舌草 20克		

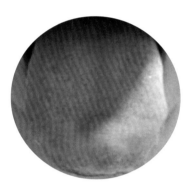

图2-235　舌苔照片

案例236：急性盆腔炎　寒湿阻滞证

基本信息：游××，女，36岁。

就诊时间：2019年9月28日　农历己亥年八月卅　秋分—寒露

主　　诉：腰痛5天。

病史及症状：患者5天前自觉腰痛不适，伴下腹坠胀，白带增多，质稠，色黄奇臭。舌体胖大，舌淡红，苔白腻（图2-236）。脉濡缓。

辨病与辨证：

中医诊断：腹痛·寒湿阻滞证

西医诊断：急性盆腔炎

方　药		
蒲公英 30克	川　芎 10克	当　归 15克
艾　叶 15克	白　芍 15克	柴　胡 15克
白茯苓 15克	延胡索 18克	

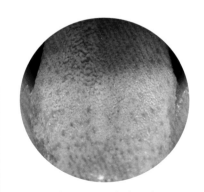

图2-236　舌苔照片

案例237：慢性盆腔炎　脾肾两虚夹湿热伤阴证

基本信息：栗××，女，30岁。

就诊时间：2019年9月29日　农历己亥年九月初一　秋分—寒露

主　　诉：白带增多6月。

病史及症状：患者半年前行人流术后一周行房事，遂即腹痛，经抗感染治疗后腹痛消失，但至今白带仍然清稀量多，伴外阴瘙痒，疲倦乏力，食后嗜睡，偶有眼困眼胀欲闭感。舌红，苔薄黄伴裂纹（图2-237）。脉沉滑。

辨病与辨证：

中医诊断：带下病·脾肾两虚夹湿热伤阴证

西医诊断：慢性盆腔炎

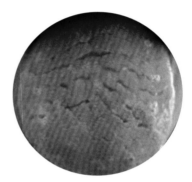

图2-237　舌苔照片

方　药

黄　芪 30克	莲　子 30克	薏苡仁 30克
怀山药 30克	牡丹皮 10克	地肤子 20克
山茱萸 15克	白茯苓 15克	白术(炒)20克
菊　花 20克	栀　子 10克	党　参 30克
石　斛 15克		

案例238：慢性盆腔炎　湿热蕴结证

基本信息：杜××，女，43岁。

就诊时间：2019年9月30日　农历己亥年九月初二　秋分—寒露

主　　诉：下腹坠胀、隐痛4月余。

病史及症状：患者既往有盆腔炎病史，现下腹坠胀，少腹隐痛不适，经期疼痛加重，伴口苦、咽干，白带增多且色黄。舌淡红，舌边见齿痕，苔白腻（图2-238）。脉濡缓。

辨病与辨证：

中医诊断：腹痛·湿热蕴结证

西医诊断：慢性盆腔炎

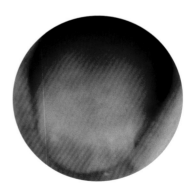

图2-238　舌苔照片

方　药

蒲公英 30克	佩　兰 30克	白　芷 10克
怀山药 30克	赤　芍 10克	葛　根 20克
藿　香 30克	厚　朴 10克	大腹皮 15克
鱼腥草 20克	黄　芩 15克	黄　连 6克
延胡索 18克	白　芍 20克	苍　术 20克
黄　柏 10克		

案例239：慢性盆腔炎　湿热瘀阻证

基本信息：沈××，女，41岁。

就诊时间：2019年10月1日　农历己亥年九月初三　秋分—寒露

主　诉：腹痛伴白带增多4月。

病史及症状：患者4月前行人流术后腹部持续隐痛，月经期和行房事后腹痛尤甚，伴腰部胀痛，小腹坠胀，白带增多，色黄奇臭，外阴瘙痒。舌红，苔黄（图2-239）。脉弦滑。外院超声检查提示：盆腔积液。

辨病与辨证：

中医诊断：腹痛·湿热瘀阻证

西医诊断：慢性盆腔炎

方　药		
地肤子 20克	蛇床子 15克	延胡索 15克
怀山药 30克	连　翘 10克	鱼腥草 30克
黄　柏 10克	白术(炒)20克	苍　术 20克
蒲公英 15克	白　芍 30克	川牛膝 10克
当　归 15克	薏苡仁 30克	

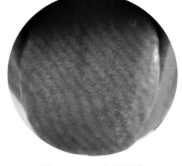

图 2-239　舌苔照片

案例240：慢性盆腔炎伴霉菌性阴道炎　湿毒壅滞证

基本信息：左××，女，43岁。

就诊时间：2019年10月2日　农历己亥年九月初四　秋分—寒露

主　诉：白带增多、外阴部瘙痒5月余。

病史及症状：患者5月前出现白带增多，如豆渣状，外阴瘙痒，近7日下腹胀痛，伴失眠，烦躁易怒，乳房胀痛，行房事后小腹疼痛明显。舌暗红，苔白腻（图2-240）。脉细滑。外院诊断：慢性盆腔炎，霉菌性阴道炎。

辨病与辨证：

中医诊断：腹痛·湿毒壅滞证

西医诊断：慢性盆腔炎，霉菌性阴道炎

方　药		
当　归 15克	白　芍 30克	柴　胡 18克
白茯苓 15克	白术(炒)20克	苍　术 10克
怀山药 30克	薏苡仁 30克	地肤子 30克
合欢皮 15克	蒲公英 10克	首乌藤 15克

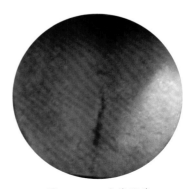

图 2-240　舌苔照片

案例241：慢性盆腔炎　脾肾阳虚证

基本信息：游××，女，55岁。

就诊时间：2019年10月3日　农历己亥年九月初五　秋分—寒露

主　　诉：小腹痛，白带增多4月。

病史及症状：患者小腹痛，伴会阴部坠胀，白带增多，质地清稀，倦怠乏力，懒言嗜睡，畏寒肢冷。舌淡，苔白腻（图2-241）。脉沉细无力。外院诊断：慢性盆腔炎。

辨病与辨证：

中医诊断：带下病·脾肾阳虚证

西医诊断：慢性盆腔炎

方　药

莲　子 30克	怀山药 30克	白附片 15克
干　姜 10克	牡丹皮 10克	甘　草 10克
延胡索 18克	白　芍 20克	白术(炒)20克
淫羊藿 20克	白茯苓 15克	苍　术 20克

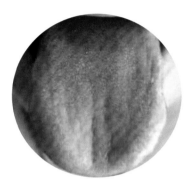

图2-241　舌苔照片

案例242：围绝经期综合征伴神经衰弱　肝郁气滞夹血瘀证

基本信息：张××，女，55岁。

就诊时间：2019年10月4日　农历己亥年九月初六　秋分—寒露

主　　诉：失眠多梦4年。

病史及症状：患者4年前闭经，随即出现失眠多梦，伴急躁易怒，头晕头胀，口干口苦。舌红绛，苔黄腻（图2-242）。脉沉涩。

辨病与辨证：

中医诊断：不寐，脏躁·肝郁气滞夹血瘀证

西医诊断：围绝经期综合征，神经衰弱

方　药

当　归 15克	白　芍 20克	柴　胡 15克
白茯苓 15克	白术(炒)20克	甘　草 10克
薄　荷 10克	首乌藤 30克	合欢皮 15克
百　合 30克	丹　参 30克	酸枣仁 30克

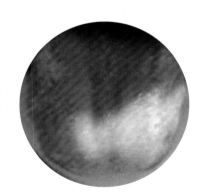

图2-242　舌苔照片

案例243：围绝经期综合征　肾精亏虚证

基本信息：邓××，女，45岁。

就诊时间：2019年10月5日　农历己亥年九月初七　秋分—寒露

主　　诉：抑郁、情志烦乱、全身酸痛不适6月。

病史及症状：患者6月前出现抑郁、情志烦乱，自觉全身酸痛不适，日渐发作频繁，伴无故悲伤，哭笑无常，频作呵欠，睡眠不佳，月经紊乱。舌淡嫩，苔薄白（图2-243）。脉细弦。

辨病与辨证：

中医诊断：脏躁·肾精亏虚证

西医诊断：围绝经期综合征

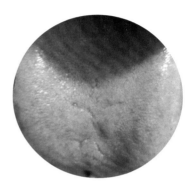

图2-243　舌苔照片

方　药		
熟地黄 30克	怀山药 20克	牡丹皮 10克
山茱萸 15克	合欢皮 15克	当　归 15克
白　芍 20克	白茯苓 15克	白术(炒)30克
丹　参 20克	栀　子 10克	黄　精 20克
百　合 30克		

案例244：围绝经期综合征　气血两虚证

基本信息：许××，女，50岁。

就诊时间：2019年10月6日　农历己亥年九月初八　秋分—寒露

主　　诉：失眠7月余。

病史及症状：患者近7月入睡困难。舌边尖红伴齿痕，苔白见裂纹（图2-244）。脉细无力。

辨病与辨证：

中医诊断：脏躁·气血两虚证

西医诊断：围绝经期综合征

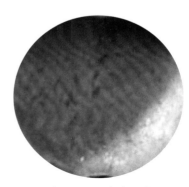

图2-244　舌苔照片

方　药		
酸枣仁 30克	合欢皮 15克	当　归 10克
白　芍 20克	柴　胡 15克	白茯苓 15克
白术(炒)15克	甘　草 6克	首乌藤 15克
西洋参 20克		

案例 245： 围绝经期综合征　气阴两虚夹血瘀证

基本信息：青 × ×，女，52 岁。

就诊时间：2019 年 10 月 7 日　农历己亥年九月初九　秋分—寒露

主　　诉：多汗、烦躁易怒、入睡困难 3 余年。

病史及症状：患者自诉 3 年来多汗乏力，烦躁易怒，五心烦热，入睡困难，睡后多梦
　　　　　　易醒。舌红绛，苔少（图 2-245）。脉细涩。

辨病与辨证：

中医诊断：脏躁·气阴两虚夹血瘀证

西医诊断：围绝经期综合征

方　药

百　合 30 克	当　归 15 克	白　芍 20 克
柴　胡 18 克	白茯苓 15 克	白术(炒)20 克
赤　芍 10 克	薄　荷 10 克	丹　参 20 克
酸枣仁 20 克	川　芎 10 克	防　风 10 克
黄　芪 50 克	牡丹皮 10 克	栀　子 15 克

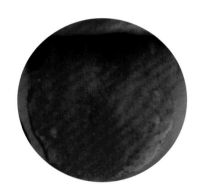

图 2-245　舌苔照片

案例 246： 围绝经期综合征　脾肾两虚证

基本信息：何 × ×，女，42 岁。

就诊时间：2019 年 10 月 8 日　农历己亥年九月初十　寒露

主　　诉：乏力、嗜睡 9 月余。

病史及症状：患者于 1 年前绝经，现疲倦乏力，嗜睡，偶发潮热，厌食，精神萎靡，
　　　　　　情绪低落。舌淡，苔白（图 2-246）。脉沉细无力。

辨病与辨证：

中医诊断：虚劳·脾肾两虚证

西医诊断：围绝经期综合征

方　药

党　参 30 克	白术(炒)20 克	黄　芪 40 克
莲　子 30 克	薏苡仁 30 克	大　枣 10 克
淫羊藿 30 克	甘　草 10 克	当　归 15 克
陈　皮 15 克	菟丝子 15 克	香　附 15 克

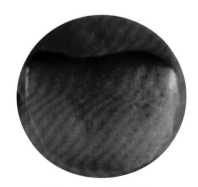

图 2-246　舌苔照片

案例247：围绝经期综合征　脾肾两虚夹湿证

基本信息：李××，女，50岁。

就诊时间：2019年10月9日　农历己亥年九月十一　寒露—霜降

主　　诉：五心烦热1年。

病史及症状：患者闭经2年余，现五心烦热，伴潮热多汗，睡眠不佳，烦躁易怒。舌
　　　　　　淡，苔白滑腻，舌根部见裂纹（图2-247）。脉濡缓。

辨病与辨证：

中医诊断：脏躁·脾肾两虚夹湿证

西医诊断：围绝经期综合征

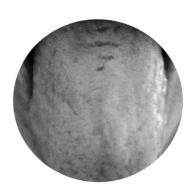

图2-247　舌苔照片

方　药		
怀山药 30克	青　蒿 15克	菟丝子 20克
黄　芪 30克	丹　参 20克	川　芎 10克
白术(炒)10克	苍　术 20克	牡丹皮 10克
泽　泻 10克	山茱萸 15克	首乌藤 15克

案例248：早发性卵巢功能不全　脾肾两虚证

基本信息：赵××，女，38岁。

就诊时间：2019年10月10日　农历己亥年九月十二　寒露—霜降

主　　诉：倦怠乏力、不思饮食4月。

病史及症状：患者行右侧肾摘除术后，1年前月经停行，伴心烦易怒，睡眠不佳，近
　　　　　　4月出现倦怠乏力，不思饮食，阴道干涩，性欲冷淡。舌淡红，苔薄黄（图
　　　　　　2-248）。脉弦细。外院诊断：早发性卵巢功能不全。

辨病与辨证：

中医诊断：脏躁·脾肾两虚证

西医诊断：早发性卵巢功能不全

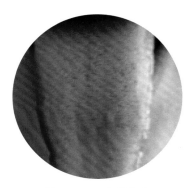

图2-248　舌苔照片

方　药		
红　参 10克	鹿　茸 10克	西红花　6克
鸡血藤 20克	白　芍 20克	熟地黄 15克
当　归 15克	川　芎 10克	白术(炒)15克
枸杞子 20克	黄　芩 10克	香　附 10克

案例 249：早发性卵巢功能不全　肾精亏虚证

基本信息：刘××，女，40岁。

就诊时间：2019年10月11日　农历己亥年九月十三　寒露—霜降

主　　诉：腰膝酸软、疼痛6月，加重1周。

病史及症状：患者于2年前绝经，现腰膝酸软、疼痛，近1周肢体酸楚更甚，伴夜尿频多，脱发。舌淡，苔白（图2-249）。脉沉细无力。外院诊断：早发性卵巢功能不全。

辨病与辨证：

中医诊断：虚劳·肾精亏虚证

西医诊断：早发性卵巢功能不全

方　药		
益智仁 20克	淫羊藿 30克	鸡内金 20克
怀山药 30克	大　枣 10克	山茱萸 15克
白　芍 20克	补骨脂 15克	杜　仲 10克
白茯苓 15克	菟丝子 20克	枸杞子 20克

图 2-249　舌苔照片

案例 250：早发性卵巢功能不全伴乳腺增生及囊肿　痰气郁结证

基本信息：刘××，女，36岁。

就诊时间：2019年10月12日　农历己亥年九月十四　寒露—霜降

主　　诉：烦躁易怒、乳房胀痛8月。

病史及症状：患者既往外院诊断有乳腺囊肿及增生，现烦躁易怒，失眠多梦，乳房胀痛，伴绝经，口渴不欲饮。舌红，苔黄腻（图2-250）。脉弦滑数。外院诊断：早发性卵巢功能不全，乳腺增生及囊肿。

辨病与辨证：

中医诊断：脏躁，乳癖·痰气郁结证

西医诊断：早发性卵巢功能不全，乳腺增生及囊肿

方　药		
百　合 25克	合欢皮 15克	牡丹皮 10克
栀　子 15克	当　归 15克	白　芍 20克
柴　胡 18克	白茯苓 15克	夏枯草 20克
白术(炒)15克	香　附 10克	郁　金 10克
首乌藤 15克	丹　参 20克	浙贝母 20克
丝瓜络 15克		

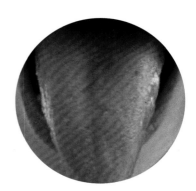

图 2-250　舌苔照片

案例251：乳腺囊性增生病　肝郁气滞夹痰瘀互结证

基本信息：邓××，女，47岁。

就诊时间：2019年10月13日　农历己亥年九月十五　寒露—霜降

主　　诉：乳房胀痛6月余。

病史及症状：患者乳房胀痛，月经期痛甚，伴月经先后不定期，经量减少，色暗挟有瘀血块，时有焦虑，情绪急躁。舌红，苔黄腻（图2-251）。脉滑数。外院诊断：乳腺囊性增生病。

辨病与辨证：

中医诊断：乳癖·肝郁气滞夹痰瘀互结证

西医诊断：乳腺囊性增生病

方　药		
当　归　15克	白　芍　20克	白茯苓　15克
白术(炒)20克	夏枯草　20克	蒲公英　15克
桃　仁　10克	红　花　10克	益母草　15克
莪　术　10克	苏　木　10克	姜　黄　10克
柴　胡　15克	黄　芩　10克	丝瓜络　15克
浙贝母　15克		

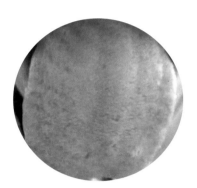

图2-251　舌苔照片

案例252：乳腺囊性增生病　肝郁气滞夹痰瘀互结证

基本信息：谭××，女，38岁。

就诊时间：2019年10月14日　农历己亥年九月十六　寒露—霜降

主　　诉：右侧乳房胀痛半年。

病史及症状：患者右侧乳房胀痛，行经期及情绪激动后更甚，伴胸胁满闷，烦躁易怒，月经色暗，夹瘀血块。舌暗淡，苔白滑（图2-252）。脉弦滑。外院诊断：乳腺囊性增生病。

辨病与辨证：

中医诊断：乳癖·肝郁气滞夹痰瘀互结证

西医诊断：乳腺囊性增生病

方　药		
当　归　15克	肉　桂　10克	法半夏　10克
香　附　10克	白茯苓　15克	柴　胡　15克
白术(炒)20克	郁　金　10克	浙贝母　20克
夏枯草　30克	红　花　10克	丝瓜络　10克

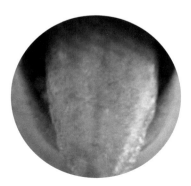

图2-252　舌苔照片

案例253：乳腺囊性增生病　痰瘀互结证

基本信息：王××，女，49岁。

就诊时间：2019年10月15日　农历己亥年九月十七　寒露—霜降

主　　诉：乳房胀痛6月。

病史及症状：患者已绝经，现乳房胀痛，伴烦躁易怒，夜不能寐。舌淡，苔白腻（图2-253）。脉弦滑。

辨病与辨证：

中医诊断：乳癖·痰瘀互结证

西医诊断：乳腺囊性增生病

方　药

当　归 15克	丹　参 20克	白　芍 20克
赤　芍 10克	柴　胡 18克	白茯苓 15克
白术(炒)20克	甘　草 10克	郁　金 10克
法半夏 10克	浙贝母 20克	延胡索 18克
益母草 15克	丝瓜络 15克	

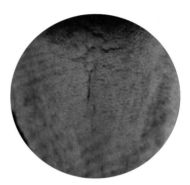

图2-253　舌苔照片

150

案例254：乳腺囊性增生病　痰瘀互结夹气滞证

基本信息：杜××，女，28岁。

就诊时间：2019年10月16日　农历己亥年九月十八　寒露—霜降

主　　诉：乳房胀痛4月。

病史及症状：患者乳房胀痛，经期胀痛明显，伴烦闷、嗳气、咽干、呕恶。舌红，苔黄腻（图2-254）。脉弦滑。

辨病与辨证：

中医诊断：乳癖·痰瘀互结夹气滞证

西医诊断：乳腺囊性增生病

方　药

夏枯草 20克	当　归 15克	石菖蒲 10克
白　芍 20克	浙贝母 20克	法半夏 10克
竹　茹 10克	丝瓜络 10克	白茯苓 15克
白术(炒)20克	郁　金 10克	佩　兰 30克

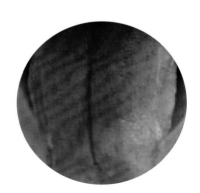

图2-254　舌苔照片

案例 255：乳腺囊性增生病　痰瘀互结证

基本信息：贺 ××，女，38 岁。

就诊时间：2019 年 10 月 17 日　农历己亥年九月十九　寒露—霜降

主　　诉：乳房胀痛 5 月。

病史及症状：患者乳房胀痛，经期疼痛明显，伴心烦气躁，口苦咽干，白带增多。舌红，苔黄腻（图 2-255）。脉滑数。

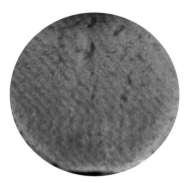

图 2-255　舌苔照片

辨病与辨证：

中医诊断：乳癖·痰瘀互结证

西医诊断：乳腺囊性增生病

方药				
	益母草 15 克	当　归 15 克	白　芍 15 克	柴　胡 15 克
	白茯苓 15 克	白术(炒)20克	浙贝母 20 克	夏枯草 10 克
	郁　金 10 克	香　附 10 克	皂角刺 15 克	丝瓜络 15 克

第八节　舌象在皮肤科常见疾病中的运用

案例 256：黄褐斑　肝郁气滞夹肝血虚证

基本信息：彭××，女，40 岁。

就诊时间：2019 年 10 月 18 日　农历己亥年九月廿　寒露—霜降

主　　诉：面部色素沉着伴月经量少 5 月。

病史及症状：患者 5 月前出现面部色素沉着并日渐加深加重，伴月经量少。舌淡红，苔薄白（图 2-256）。脉细弦。

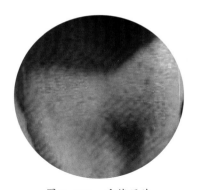

图 2-256　舌苔照片

辨病与辨证：

中医诊断：黧黑斑·肝郁气滞夹肝血虚证

西医诊断：黄褐斑

方药				
	白茯苓 15 克	当 归 15 克	白 芍 20 克	柴 胡 20 克
	白术(炒)15 克	甘 草 10 克	薄 荷 10 克	益母草 20 克
	川 芎 6 克	怀山药 30 克	薏苡仁 30 克	黄 芪 30 克

案例 257：黄褐斑　肝郁气滞证

基本信息：肖××，男，51岁。

就诊时间：2019年10月19日　农历己亥年九月廿一　寒露—霜降

主　　诉：面部色素沉着3年，失眠1月。

病史及症状：患者3年前出现面部色素沉着，近1月出现失眠，烦躁不安，胸胁胀痛。舌嫩红，苔薄白（图2-257）。脉弦细。

辨病与辨证：

中医诊断：黧黑斑·肝郁气滞证

西医诊断：黄褐斑

方　药		
白茯苓 15克	百　合 30克	薏苡仁 30克
熟地黄 10克	白　芷 10克	当　归 10克
白　芍 20克	柴　胡 15克	白术(炒)20克
首乌藤 30克	丹　参 30克	合欢皮 15克

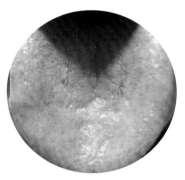

图2-257　舌苔照片

案例 258：黄褐斑　肝郁脾虚证

基本信息：文××，女，41岁。

就诊时间：2019年10月20日　农历己亥年九月廿二　寒露—霜降

主　　诉：面部色素沉着7月。

病史及症状：患者双侧脸颊部7月前出现蝶形淡褐色斑块，伴月经量少，情绪低落，入睡困难或睡后易醒。舌淡，苔白伴见齿痕（图2-258）。脉弦细。

辨病与辨证：

中医诊断：黧黑斑·肝郁脾虚证

西医诊断：黄褐斑

方　药		
益母草 15克	当　归 15克	酸枣仁 20克
白　芍 20克	白茯苓 15克	白术(炒)20克
郁　金 10克	柴　胡 10克	薏苡仁 30克
淫羊藿 30克	白　芷 10克	黄　芪 20克

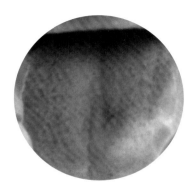

图2-258　舌苔照片

第二章　一日一图一案例

案例 259：黄褐斑　气滞血瘀证

基本信息：何 ××，女，47 岁。

就诊时间：2019 年 10 月 21 日　农历己亥年九月廿三　寒露—霜降

主　　诉：面部色素沉着 2 年余。

病史及症状：患者面部色素沉着 2 年余，伴入睡困难或睡后易惊醒，月经量少且经行
　　　　　　乳房胀痛。舌暗红，苔白腻（图 2-259）。脉沉涩。

辨病与辨证：

中医诊断：黧黑斑·气滞血瘀证

西医诊断：黄褐斑

方　药

当　归 10 克	白术(炒)20克	川　芎 10 克
夏枯草 15 克	薏苡仁 15 克	柴　胡 18 克
白茯苓 15 克	红　花 10 克	丝瓜络 10 克
首乌藤 15 克	合欢皮 15 克	

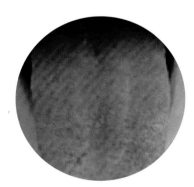

图 2-259　舌苔照片

案例 260：黄褐斑　气滞血瘀证

基本信息：周 ××，女，40 岁。

就诊时间：2019 年 10 月 22 日　农历己亥年九月廿四　寒露—霜降

主　　诉：面部色素沉着 5 年。

病史及症状：患者 5 年前出现面部色素沉着，面色黧黑，伴月经量少，夹有血块。舌
　　　　　　暗紫，苔黄燥（图 2-260）。脉沉涩。

辨病与辨证：

中医诊断：黧黑斑·气滞血瘀证

西医诊断：黄褐斑

方　药

当　归 15 克	白　芍 30 克	熟地黄 20 克
白茯苓 15 克	白术(炒)20克	牡丹皮 10 克
栀　子 15 克	柴　胡 15 克	薏苡仁 30 克
益母草 30 克	丹　参 30 克	川　芎 6 克

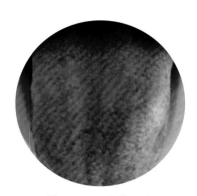

图 2-260　舌苔照片

案例 261：黄褐斑　肝肾两虚夹寒湿中阻证

基本信息：兰××，女，50岁。

就诊时间：2019年10月23日　农历己亥年九月廿五　寒露—霜降

主　　诉：面部色素沉着2年。

病史及症状：患者近2年出现面部色素沉着，双侧颧骨处明显，伴口臭、便秘，睡眠不佳，情绪易激动。舌暗淡，苔白腻（图2-261）。脉弦滑。

辨病与辨证：

中医诊断：鼈黑斑·肝肾两虚夹寒湿中阻证

西医诊断：黄褐斑

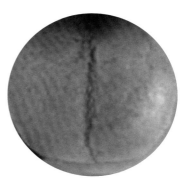

图2-261　舌苔照片

方　药		
牡丹皮 10克	栀　子 15克	当　归 15克
白　芍 20克	柴　胡 15克	白茯苓 15克
白术(炒)20克	薏苡仁 30克	枸杞子 20克
白　芷 10克	百　合 20克	佩　兰 20克
决明子 20克	丹　参 15克	首乌藤 15克

案例 262：黄褐斑　肝胆瘀热阴损证

基本信息：王××，女，40岁。

就诊时间：2019年10月24日　农历己亥年九月廿六　霜降

主　　诉：面部色素沉着3年余。

病史及症状：患者近3年出现面部色素沉着，以双侧颧骨处为甚，伴烦躁易怒，月经量少、色暗、夹瘀血块，口苦、口臭。舌红，苔黄腻（图2-262）。脉细涩。

辨病与辨证：

中医诊断：鼈黑斑·肝胆瘀热阴损证

西医诊断：黄褐斑

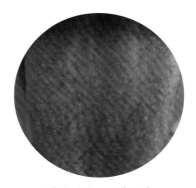

图2-262　舌苔照片

方　药		
佩　兰 20克	牡丹皮 10克	栀　子 10克
薏苡仁 30克	怀山药 20克	莲　子 30克
百　合 20克	益母草 15克	白　芍 15克
白茯苓 15克	合欢皮 15克	黄　芩 15克
白术(炒)15克	柴　胡 15克	生地黄 10克

案例263：黄褐斑　肝肾两虚夹湿证

基本信息：蔡××，男，47岁。

就诊时间：2019年10月25日　农历己亥年九月廿七　霜降—立冬

主　　诉：面部色素沉着1年余。

病史及症状：患者1年前出现面部色素沉着，脸颊部斑色黧黑，面色晦暗，伴入睡困难或睡后易醒，腰膝酸软。舌红，苔少伴见裂纹（图2-263）。脉细无力。

辨病与辨证：

中医诊断：黧黑斑·肝肾两虚夹湿证

西医诊断：黄褐斑

方　药

熟地黄 20克	牡丹皮 10克	砂 仁 10克
薏苡仁 30克	白豆蔻 10克	白 芷 10克
白附片 10克	当 归 15克	白 芍 20克
干 姜 3克	白茯苓 15克	合欢皮 15克
丹 参 30克	淫羊藿 30克	

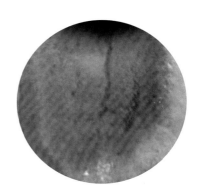

图 2-263　舌苔照片

案例264：黄褐斑　肝郁血虚证

基本信息：房××，女，45岁。

就诊时间：2019年10月26日　农历己亥年九月廿八　霜降—立冬

主　　诉：面部色素沉着6月。

病史及症状：患者6月前出现面部色素沉着，色灰褐，状如尘土，伴疲乏无力，纳呆困倦，经期延后，经色暗红，量少。舌暗紫，苔白（图2-264）。脉细涩。

辨病与辨证：

中医诊断：黧黑斑·肝郁血虚证

西医诊断：黄褐斑

方　药

薏苡仁 30克	白 芷 10克	当 归 15克
白 芍 20克	柴 胡 18克	益母草 20克
白术(炒)10克	红 花 6克	白茯苓 15克
百 合 30克	黄 芪 30克	枸杞子 20克

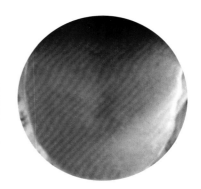

图 2-264　舌苔照片

案例265：黄褐斑　心肾不交伴肝血虚证

基本信息：李××，男，55岁。

就诊时间：2019年10月27日　农历己亥年九月廿九　霜降—立冬

主　　诉：面部色素沉着5年余。

病史及症状：患者5年前出现面部色素沉着，伴睡眠差，烦躁易怒，夜尿频。舌淡，苔白滑（图2-265）。脉弦细。

辨病与辨证：

中医诊断：黧黑斑·心肾不交伴肝血虚证

西医诊断：黄褐斑

方 药		
薏苡仁 30克	扁 豆 30克	莲 子 30克
当 归 15克	白 芍 30克	柴 胡 10克
白茯苓 15克	白术(炒)20克	鸡内金 30克
丹 参 30克	首乌藤 20克	合欢皮 15克

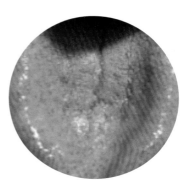

图2-265　舌苔照片

案例266：黄褐斑　脾虚肝热证

基本信息：张××，女，48岁。

就诊时间：2019年10月28日　农历己亥年十月初一　霜降—立冬

主　　诉：面部色素沉着8月余。

病史及症状：患者8月前出现面部色素沉着，日渐加深，色灰褐，状如尘土附着，伴疲乏无力，纳呆困倦。舌红，苔薄黄（图2-266）。脉细数。

辨病与辨证：

中医诊断：黧黑斑·脾虚肝热证

西医诊断：黄褐斑

方 药		
白茯苓 15克	怀山药 30克	百 合 30克
薏苡仁 30克	莲 子 30克	当 归 15克
白 芍 20克	白术(炒)20克	党 参 30克
丹 皮 15克	栀 子 15克	

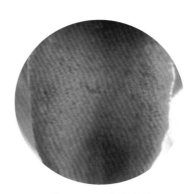

图2-266　舌苔照片

案例267：黄褐斑 气血两虚证

基本信息：王××，女，44岁。

就诊时间：2019年10月29日　农历己亥年十月初二　霜降—立冬

主　　诉：面部色素沉着8月。

病史及症状：患者8月前出现面部色素沉着，易疲倦，月经量少、色淡，皮肤瘙痒。舌淡，苔白（图2-267）。脉沉细无力。

辨病与辨证：

中医诊断：黧黑斑·气血两虚证

西医诊断：黄褐斑

方 药

地肤子 20克	甘 草 10克	白 芷 10克
黄 芪 30克	白 芍 30克	当 归 10克
柴 胡 15克	白茯苓 15克	蛇 蜕 10克
牡丹皮 10克	栀 子 15克	百 合 30克
益母草 10克	蛇床子 15克	

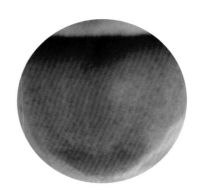

图 2-267　舌苔照片

案例268：黄褐斑 气血不足夹肝肾两虚证

基本信息：张××，男，47岁。

就诊时间：2019年10月30日　农历己亥年十月初三　霜降—立冬

主　　诉：面部色素沉着1年。

病史及症状：患者双侧脸颊部1年前出现色素斑且日渐加重，伴腰膝酸软，视物昏花，活动后心累气紧，平素情绪低落，对诸事无兴趣。舌淡嫩，苔白（图2-268）。脉沉细无力。

辨病与辨证：

中医诊断：黧黑斑·气血不足夹肝肾两虚证

西医诊断：黄褐斑

方 药

当 归 15克	白 芍 30克	白茯苓 15克
白术(炒)20克	熟地黄 30克	川 芎 10克
山茱萸 20克	党 参 30克	黄 芪 30克
怀山药 30克	莲 子 30克	白附片 10克

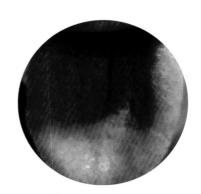

图 2-268　舌苔照片

案例 269：黄褐斑 气滞血瘀伴湿热中阻证

基本信息：周 ××，女，40 岁。

就诊时间：2019 年 10 月 31 日 农历己亥年十月初四 霜降—立冬

主 诉：口苦，面部色素沉着 10 月。

病史及症状：患者 10 月前出现面部色素沉着，色灰褐，伴口苦，失眠，月经量少，白带黄稠。舌暗红，苔黄糙（图 2-269）。脉细涩。

辨病与辨证：

中医诊断：黧黑斑·气滞血瘀伴湿热中阻证

西医诊断：黄褐斑

方 药

首乌藤 20 克	合欢皮 10 克	当 归 15 克
白 芍 20 克	益母草 20 克	白茯苓 15 克
白术(炒)20 克	甘 草 6 克	柴 胡 18 克
佩 兰 18 克	百 合 30 克	白 芷 10 克
薏苡仁 30 克	白扁豆 30 克	

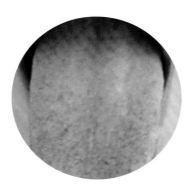

图 2-269 舌苔照片

案例 270：慢性荨麻疹 血虚生风证

基本信息：黎 ××，男，12 岁。

就诊时间：2019 年 11 月 1 日 农历己亥年十月初五 霜降—立冬

主 诉：全身反复发作散在淡红色风团 5 年。

病史及症状：患者 5 年前突发全身散在淡红色风团，奇痒难忍，时发时止，腹泻或食海鲜类产品后发作较甚。舌淡胖，苔白滑（图 2-270）。脉沉细。

辨病与辨证：

中医诊断：瘾疹·血虚生风证

西医诊断：慢性荨麻疹

方 药

当 归 10 克	苍耳子 10 克	熟地黄 10 克
荆 芥 10 克	蛇 蜕 10 克	防 风 10 克
薏苡仁 30 克	白茯苓 10 克	僵 蚕 6 克
地肤子 20 克		

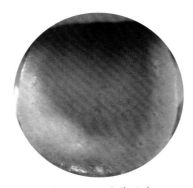

图 2-270 舌苔照片

案例 271：人工性荨麻疹　寒湿郁闭证

基本信息：肖××，男，80岁。

就诊时间：2019年11月2日　农历己亥年十月初六　霜降—立冬

主　　诉：全身瘙痒2月。

病史及症状：患者2月前出现全身瘙痒，发作时用手搔抓后即出现条状隆起，20分钟后自行消退。舌红紫，苔白腻（图2-271）。脉沉紧。

辨病与辨证：

中医命名：瘾疹·寒湿郁闭证

西医诊断：人工性荨麻疹

方　药

荆　芥 10克	防　风 10克	当　归 15克
薏苡仁 30克	苍耳子 10克	蝉　蜕 10克
白茯苓 15克	白术(炒)20克	甘　草 10克
地肤子 20克	蛇床子 20克	麻　黄 10克

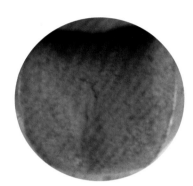

图2-271　舌苔照片

160

案例 272：胆碱能性荨麻疹　热毒蕴结证

基本信息：蒋××，女，50岁。

就诊时间：2019年11月3日　农历己亥年十月初七　霜降—立冬

主　　诉：全身瘙痒反复发作8年，面目瘙痒、眼睑浮肿1天。

病史及症状：患者全身瘙痒反复发作8年，现面目瘙痒、眼睑浮肿，食辛辣之物或饮酒精饮料后更甚，伴情绪激动。舌红绛，苔黄腻（图2-272）。脉滑数。

辨病与辨证：

中医诊断：瘾疹·热毒蕴结证

西医诊断：胆碱能性荨麻疹

方　药

白术(炒)15克	苍　术 20克	大腹皮 15克
蝉　蜕 10克	白茯苓 15克	地肤子 20克
防　风 10克	荆　芥 10克	甘　草 10克
生地黄 10克	麻　黄 6克	当　归 15克
露蜂房 10克	薏苡仁 30克	赤　芍 10克
蛇　蜕 10克		

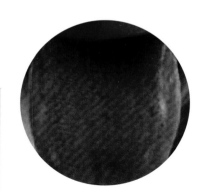

图2-272　舌苔照片

案例273：急性湿疹　湿热蕴肤伴胆热扰心证

基本信息：王××，女，75岁。

就诊时间：2019年11月4日　农历己亥年十月初八　霜降—立冬

主　　诉：全身散在红色丘疹伴瘙痒1周。

病史及症状：患者全身皮肤散在红色丘疹，伴皮肤瘙痒，失眠，咽痒，咳嗽，心烦口
　　　　　　渴，身热不扬。舌红，苔黄腻（图2-273）。脉滑数。

辨病与辨证：

中医诊断：湿疮·湿热蕴肤伴胆热扰心证

西医诊断：急性湿疹

方　药		
地肤子　30克	首乌藤　30克	合欢皮　10克
牡丹皮　10克	怀山药　30克	栀　子　15克
当　归　10克	蝉　蜕　10克	白茯苓　15克
酸枣仁　30克		

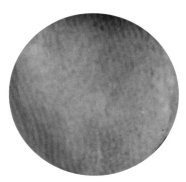

图2-273　舌苔照片

案例274：急性湿疹　太阴风毒证

基本信息：张××，女，62岁。

就诊时间：2019年11月5日　农历己亥年十月初九　霜降—立冬

主　　诉：左下肢散在红色丘疹7天。

病史及症状：患者左下肢7天前出现红色丘疹，奇痒无比，遇热痒更甚，伴口干、
　　　　　　口苦。舌红，苔腻伴见芒刺（图2-274）。脉滑数。

辨病与辨证：

中医诊断：湿疮·太阴风毒证

西医诊断：急性湿疹

方　药		
薏苡仁　30克	蝉　蜕　10克	僵　蚕　10克
焦栀子　10克	地肤子　20克	白术(炒)15克
川牛膝　15克	蛇　蜕　6克	防　风　10克
苍　术　20克		

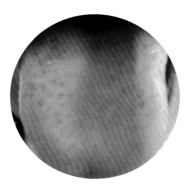

图2-274　舌苔照片

案例275：手癣　湿毒蕴结证

基本信息：周××，男，55岁。

就诊时间：2019年11月6日　农历己亥年十月初十　霜降—立冬

主　　诉：双手手掌反复发红发痒3个月。

病史及症状：患者双手手掌瘙痒，同时可见红斑、丘疹、水疱，水疱破裂后有糜烂、渗液和结痂。舌暗淡，积粉苔（图2-275）。脉濡滑。

辨病与辨证：

中医诊断：鹅掌风·湿毒蕴结证

西医诊断：手癣

方　药

地肤子 30克	当　归 15克	苍　术 20克
苍耳子 10克	露蜂房 10克	薏苡仁 30克
蛇　蜕 10克	白茯苓 15克	白术(炒)20克
僵　蚕 10克	蛇床子 20克	土茯苓 20克

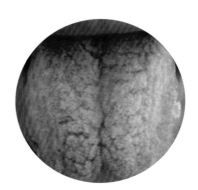

图 2-275　舌苔照片

案例276：疱疹　肝肾阴虚证

基本信息：江××，女，30岁。

就诊时间：2019年11月7日　农历己亥年十月十一　霜降—立冬

主　　诉：左侧臀部簇状水疱反复发作3年。

病史及症状：患者左侧臀部3年前出现簇状水疱，反复发作，伴全身酸痛，尤其是月经期发作频繁，皮损鲜红，灼热刺痛，疱壁紧张，口苦，咽干。舌红，苔薄黄（图2-276）。脉弦细数。

辨病与辨证：

中医诊断：蜘蛛疮·肝肾阴虚证

西医诊断：疱疹

方　药

葛　根 20克	板蓝根 20克	黄　芪 30克
桂　枝 10克	薏苡仁 30克	蜈　蚣 1条
伸筋草 15克	舒筋草 15克	当　归 15克
白　芍 30克	延胡索 15克	

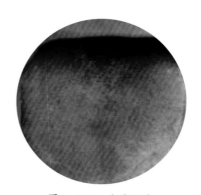

图 2-276　舌苔照片

案例 277：痤疮　肺经风热证

基本信息：王××，女，23岁。

就诊时间：2019年11月8日　农历己亥年十月十二　立冬

主　　诉：面部痤疮反复发作4年余。

病史及症状：患者面部反复出现红色丘疹，额头部位较甚，伴面部瘙痒，脓疱，口渴
　　　　　　喜饮，大便秘结。舌红，苔薄黄（图2-277）。脉弦滑。

辨病与辨证：

中医诊断：粉刺·肺经风热证

西医诊断：痤疮

方　药		
菊　花 20克	决明子 30克	苍耳子　6克
地肤子 20克	薏苡仁 30克	黄　芩 15克
蒲公英 20克	白茯苓 15克	

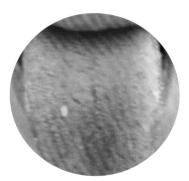

图 2-277　舌苔照片

案例 278：痤疮　痰湿瘀滞证

基本信息：易××，男，14岁。

就诊时间：2019年11月9日　农历己亥年十月十三　立冬—小雪

主　　诉：面部丘疹反复发作8个月。

病史及症状：患者面部反复出现丘疹，颜色暗红，以结节、脓疱为主，经久难愈。
　　　　　　舌淡红，苔白厚腻（图2-278）。脉濡滑。

辨病与辨证：

中医诊断：粉刺·痰湿瘀滞证

西医诊断：痤疮

方　药		
菊　花 20克	决明子 30克	甘　草　6克
浙贝母 20克	黄　芩 15克	薏苡仁 30克
白茯苓 15克	蒲公英 15克	白术(炒)10克
丹　参 10克	夏枯草 15克	丝瓜络 15克

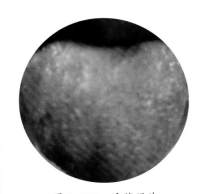

图 2-278　舌苔照片

案例279: 痤疮　肝胃蕴热证

基本信息：徐××，女，34岁。

就诊时间：2019年11月10日　农历己亥年十月十四　立冬—小雪

主　　诉：面部红色丘疹反复发作7月。

病史及症状：患者既往有肝炎、鼻炎病史，现颜面和胸背部出现丘疹伴脓疱样皮损，伴胃脘嘈杂，口苦，咽干，大便干结，鼻塞，流浊涕。舌红，苔滑腻（图2-279）。脉弦数。

辨病与辨证：

中医诊断：粉刺·肝胃蕴热证

西医诊断：痤疮

方　药		
菊　花 20克	决明子 30克	薏苡仁 30克
连　翘 10克	黄　芩 10克	枇杷叶 30克
蒲公英 15克	白茯苓 15克	白术(炒)30克
栀　子 10克	苍耳子 10克	白　芍 10克

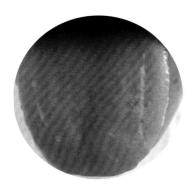

图2-279　舌苔照片

案例280: 痤疮　肺胃蕴热夹肝热证

基本信息：陶××，女，24岁。

就诊时间：2019年11月11日　农历己亥年十月十五　立冬—小雪

主　　诉：面部红色丘疹反复发作3年。

病史及症状：患者面部反复出现红色丘疹，以脸颊部为甚，伴见少许脓疱，脓疱大小一致，其中充满白色脓液；烦躁易怒，口干，口苦，大便干结。舌红，苔黄腻（图2-280）。脉弦滑。

辨病与辨证：

中医诊断：粉刺·肺胃蕴热夹肝热证

西医诊断：痤疮

方　药		
菊　花 20克	决明子 30克	黄　芩 10克
薏苡仁 30克	甘　草 10克	栀　子 10克
连　翘 10克	白术(炒)30克	白茯苓 15克
金银花 20克	蒲公英 15克	

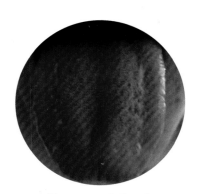

图2-280　舌苔照片

案例281：痤疮伴荨麻疹　湿热内蕴证

基本信息：付××，男，26岁。

就诊时间：2019年11月12日　农历己亥年十月十六　立冬—小雪

主　　诉：面部红色疮疖反复发作10年，全身瘙痒3月。

病史及症状：患者面部10年前出现红色疮疖，伴见米粒大小的半球形白色质硬小结节，可以挤出白色粉状物，近3月反复出现全身皮肤瘙痒，发作时可见淡红色风团。舌红，苔黄腻（图2-281）。脉滑数。

辨病与辨证：

中医诊断：粉刺，瘾疹·湿热内蕴证

西医诊断：痤疮，荨麻疹

方　药		
菊　花 20克	决明子 20克	夏枯草 20克
法半夏 10克	白茯苓 15克	白术(炒)15克
牡丹皮 10克	薏苡仁 30克	蒲公英 10克
地肤子 20克	连　翘 10克	黄　芩 10克

图2-281　舌苔照片

案例282：痤疮　痰瘀互结证

基本信息：蒲××，男，27岁。

就诊时间：2019年11月13日　农历己亥年十月十七　立冬—小雪

主　　诉：面部红色丘疹伴结节反复发作6年。

病史及症状：患者面部丘疹颜色暗红，以结节、脓疮为主，偶见窦道，经久不愈。舌暗紫，苔白滑腻（图2-282）。脉濡滑。

辨病与辨证：

中医诊断：粉刺·痰瘀互结证

西医诊断：痤疮

方　药		
菊　花 20克	决明子 20克	白术(炒)10克
苍　术 20克	黄　芩 15克	薏苡仁 20克
白茯苓 15克	蒲公英 15克	夏枯草 20克
丹　参 20克	佩　兰 15克	浙贝母 15克

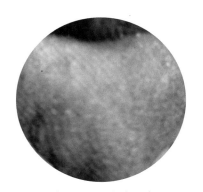

图2-282　舌苔照片

案例283：老年性皮肤瘙痒症　血虚风燥伴肺经风热证

基本信息：邓××，女，70岁。

就诊时间：2019年11月14日　农历己亥年十月十八　立冬—小雪

主　　诉：全身皮肤瘙痒7月余。

病史及症状：患者全身皮肤瘙痒，反复发作，皮损色暗伴色素沉着，皮肤粗糙肥厚，遇热或肥皂、沐浴露等洗涤剂瘙痒加重，口干不欲饮，伴咳嗽、痰少。舌红，苔白糙（图2-283）。脉弦细。

辨病与辨证：

中医诊断：湿疮·血虚风燥伴肺经风热证

西医诊断：老年性皮肤瘙痒症

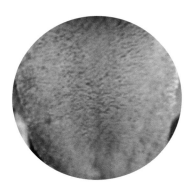

图2-283　舌苔照片

方药		
当　归 10克	苍耳子 10克	地肤子 20克
防　风 10克	荆　芥 10克	白茯苓 15克
白术(炒)15克	甘　草 10克	枇杷叶 30克
百　部 20克		

案例284：糖尿病并发皮肤瘙痒症　血虚风燥证

基本信息：谭××，女，62岁。

就诊时间：2019年11月15日　农历己亥年十月十九　立冬—小雪

主　　诉：全身瘙痒反复发作1年余，加重10天。

病史及症状：患者有糖尿病病史，现皮肤干燥，瘙痒难忍，全身遍布抓痕，伴口干，心烦急躁，夜寐不安。舌淡红，苔白腻伴见裂纹（图2-284）。脉弦细。

辨病与辨证：

中医诊断：风瘙痒·血虚风燥证

西医诊断：糖尿病并发皮肤瘙痒症

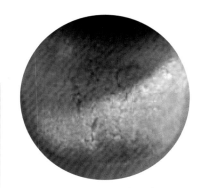

图2-284　舌苔照片

方药		
薏苡仁 30克	赤　芍 15克	蛇　蜕 10克
地肤子 20克	僵　蚕 10克	玄　参 25克
麦　冬 20克	牡丹皮 10克	苍耳子 10克
防　风 10克		

案例285：更年期脱发　肝肾阴虚证

基本信息：李××，女，50岁。

就诊时间：2019年11月16日　农历己亥年十月廿　立冬—小雪

主　　诉：脱发9月。

病史及症状：患者3年前绝经，9月前脱发伴失眠反复至今，近日脱发及失眠加重，伴口臭、口干、五心烦热，烦躁易怒，腰膝酸软。舌红，苔白糙（图2-285）。脉细数。

辨病与辨证：

中医诊断：脏躁·肝肾阴虚证

西医诊断：更年期脱发

方 药

熟地黄 20克	怀山药 30克	牡丹皮 10克
泽 泻 10克	补骨脂 20克	山茱萸 15克
枸杞子 20克	首乌藤 15克	合欢皮 15克
酸枣仁 30克	薏苡仁 20克	佩 兰 20克

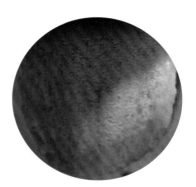

图2-285　舌苔照片

案例286：斑秃　肝肾阴虚伴血虚生风证

基本信息：刘××，男，47岁。

就诊时间：2019年11月17日　农历己亥年十月廿一　立冬—小雪

主　　诉：脱发、秃顶10余年。

病史及症状：患者10年前开始出现脱发，近期加重，发欠光泽，呈片状脱落，伴乏力、睡眠差。舌红，苔糙（图2-286）。脉细数。

辨病与辨证：

中医诊断：油风·肝肾阴虚伴血虚生风证

西医诊断：斑秃

方 药

补骨脂 30克	益智仁 30克	当 归 20克
首乌藤 30克	生地黄 20克	合欢皮 15克
熟地黄 15克	山茱萸 15克	

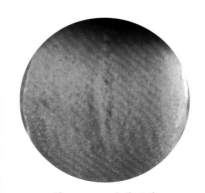

图2-286　舌苔照片

案例287：斑秃兼脂溢性脱发　肝肾阴亏证

基本信息：张××，男，49岁。

就诊时间：2019年11月18日　农历己亥年十月廿二　立冬—小雪

主　　诉：脱发伴秃顶10年余，加重2周。

病史及症状：患者10年前开始出现脱发，近期加重，发质枯槁欠光泽，呈片状脱落，伴乏力、睡眠差。舌红，苔薄黄，舌中裂纹（图2-287）。脉细数。

辨病与辨证：

中医诊断：油风·肝肾阴亏证

西医诊断：斑秃兼脂溢性脱发

方　药

补骨脂 30克	黄　精 30克	葛　根 20克
生地黄 15克	白茯苓 20克	薏苡仁 30克
黄　连 6克	当　归 15克	白　芍 20克
白术(炒)20克	菟丝子 20克	黄　芪 15克

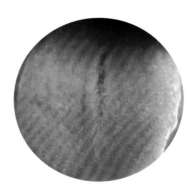

图2-287　舌苔照片

案例288：淤积性皮炎　气虚血瘀夹湿证

基本信息：王××，男，65岁。

就诊时间：2019年11月19日　农历己亥年十月廿三　立冬—小雪

主　　诉：双下肢瘙痒9月。

病史及症状：患者下肢瘙痒伴脱屑，同时可见皮肤潮红及深褐色皮肤色素沉着。舌淡，苔白糙（图2-288）。脉沉细。

辨病与辨证：

中医诊断：湿疮·气虚血瘀夹湿证

西医诊断：淤积性皮炎

方　药

黄　芪 30克	丹　参 20克	蒲公英 20克
薏苡仁 30克	苍　术 20克	牡丹皮 10克
赤　芍 10克	三　棱 10克	莪　术 10克
苏　木 10克	姜　黄 10克	当　归 15克
王不留行 20克		

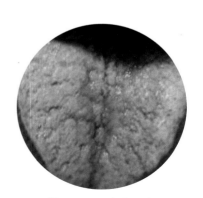

图2-288　舌苔照片

案例289：异位性皮炎　湿热壅盛证

基本信息：刘××，男，55岁。

就诊时间：2019年11月20日　农历己亥年十月廿四　立冬—小雪

主　　诉：四肢屈侧反复发作扁平丘疹1年余。

病史及症状：患者四肢屈侧散在分布凸出皮面的紫红色扁平丘疹，粟粒大小，边界清楚，表面有蜡样薄膜。舌淡，苔黄腻（图2-289）。脉滑数。

辨病与辨证：

中医诊断：四弯风·湿热壅盛证

西医诊断：异位性皮炎

方　药		
地肤子 30克	苍耳子 10克	蝉　蜕 10克
薏苡仁 30克	牡丹皮 15克	白术(炒)30克
黄　芩 15克	苍　术 20克	蛇　蜕 10克
露蜂房 10克	白茯苓 10克	

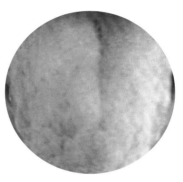

图2-289　舌苔照片

案例290：白癜风　气血不和证

基本信息：何××，女，40岁。

就诊时间：2019年11月21日　农历己亥年十月廿五　立冬—小雪

主　　诉：颈前及耳后部色素减退8月。

病史及症状：患者8月前发现耳后部色素减退，甚至逐渐脱失，发至颈前部；平素性格急躁，月经周期紊乱。舌淡，苔薄（图2-290）。脉弦细。

辨病与辨证：

中医诊断：白驳风·气血不和证

西医诊断：白癜风

方　药		
补骨脂 20克	红　花 10克	黄　芪 40克
熟地黄 10克	甘　草 10克	当　归 15克
淫羊藿 30克	赤　芍 10克	川　芎 10克
益母草 15克	露蜂房 10克	香　附 10克

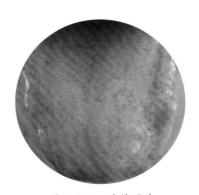

图2-290　舌苔照片

案例291：白癜风　肝肾阴虚证

基本信息：王××，女，47岁。

就诊时间：2019年11月22日　农历己亥年十月廿六　小雪

主　　诉：颈项及前胸部出现白斑7月。

病史及症状：患者7月前出现颈项部及胸部色素减退，白斑进行性扩散，伴腰膝酸软，失眠多梦。舌红，苔少（图2-291）。脉细数。

辨病与辨证：

中医诊断：白驳风·肝肾阴虚证

西医诊断：白癜风

方　药

防　风　10克	蜈　蚣　1条	当　归　15克
补骨脂　20克	赤　芍　10克	黄　芪　40克
甘　草　10克	地肤子　30克	露蜂房　10克
红　花　6克	桃　仁　10克	水牛角　10克
合欢皮　10克	丹　参　30克	

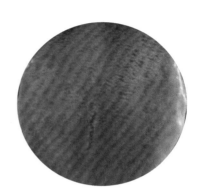

图 2-291　舌苔照片

案例292：白癜风　瘀血阻滞夹肝肾不足证

基本信息：范××，男，26岁。

就诊时间：2019年11月23日　农历己亥年十月廿七　小雪—大雪

主　　诉：左下肢前侧出现色素减退3月。

病史及症状：患者3月前出现左下肢前侧色素减退，边界清晰；近日新婚，色素脱失逐渐增多，伴腰膝酸软，早泄。舌暗紫，苔薄白（图2-292）。脉细涩。

辨病与辨证：

中医诊断：白驳风·瘀血阻滞夹肝肾不足证

西医诊断：白癜风

方　药

川　芎　10克	山茱萸　15克	益智仁　20克
锁　阳　20克	补骨脂　20克	红　花　10克
蛤　蚧　1对	熟地黄　10克	川牛膝　10克
当　归　15克	淫羊藿　30克	赤　芍　10克

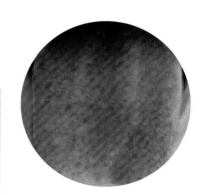

图 2-292　舌苔照片

第九节 舌象在神经及精神心理性常见疾病中的运用

案例293：小儿抽动秽语综合征 肝肾阴虚证

基本信息：汪××，男，10岁。

就诊时间：2019年11月24日 农历己亥年十月廿八 小雪—大雪

主　　诉：清嗓子2月，挤眉眨眼、耸鼻扭肩1月。

病史及症状：患儿2月前偶有清嗓子，家长自行判断为咳嗽，服药后无效。后清嗓子频繁发作，伴见挤眉眨眼、耸鼻扭肩。舌红，苔薄黄（图2-293）。脉弦数。

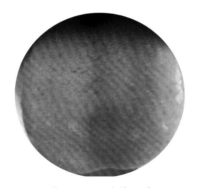

图2-293 舌苔照片

辨病与辨证：

中医诊断：瘈疭·肝肾阴虚证

西医诊断：小儿抽动秽语综合征

方药				
	牡丹皮 10克	桔 梗 10克	钩 藤 15克	柴 胡 10克
	石菖蒲 10克	黄 精 15克	山茱萸 10克	莲 子 20克
	白术(炒)10克	怀山药 15克	白 芍 10克	马 勃 6克

案例294：小儿抽动秽语综合征 脾虚肝旺夹肾阴虚证

基本信息：王××，男，13岁。

就诊时间：2019年11月25日 农历己亥年十月廿九 小雪—大雪

主　　诉：眨眼噘嘴3月余。

病史及症状：患儿卧睡露睛，频繁眨眼噘嘴、耸鼻扭肩，伴面色萎黄、精神疲惫、食欲不振。舌淡红，苔薄白（图2-294）。脉沉弦。

辨病与辨证：

中医诊断：瘛疭·脾虚肝旺夹肾阴虚证

西医诊断：小儿抽动秽语综合征

方 药

钩 藤 15克	葛 根 10克	黄 芩 6克
栀 子 6克	薏苡仁 30克	辛 夷 15克
白 芷 10克	水牛角 10克	牡丹皮 6克
石菖蒲 10克	僵 蚕 6克	怀山药 20克

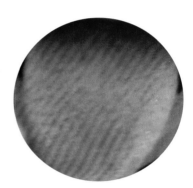

图2-294 舌苔照片

案例295：小儿抽动秽语综合征 心肝火旺夹脾虚湿困证

基本信息：唐××，女，5岁。

就诊时间：2019年11月26日 农历己亥年冬月初一 小雪—大雪

主　　诉：其母代诉患儿清嗓子3月。

病史及症状：患儿清嗓子3月，最近频繁，伴叹气样动作，其间求治于多家医院无效，相关辅助检查提示无咽喉、鼻部等器质性病变及过敏性疾病。舌红，苔薄白而干（图2-295）。脉细滑。

辨病与辨证：

中医诊断：瘛疭·心肝火旺夹脾虚湿困证

西医诊断：小儿抽动秽语综合征

方 药

钩 藤 15克	益智仁 10克	石菖蒲 10克
桔 梗 10克	白茯苓 10克	白术(炒)10克
白扁豆 20克	莲 子 20克	水牛角 10克
薏苡仁 20克	栀 子 10克	灯心草 6克

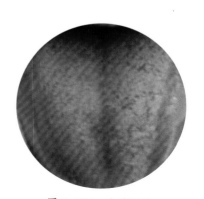

图2-295 舌苔照片

案例296：小儿抽动秽语综合征 脾肾两虚证

基本信息：徐××，男，8岁。

就诊时间：2019年11月27日 农历己亥年冬月初二 小雪—大雪

主　　诉：频繁地挤眉弄眼、摇头晃脑2年。

病史及症状：患儿频繁地挤眉弄眼、摇头晃脑2年，伴厌食，耸肩，清嗓，多动难安
　　　　　　静，注意力不集中，偶有遗尿。舌淡，苔白滑（图2-296）。脉沉细。

辨病与辨证：

中医诊断：瘛疭·脾肾两虚证

西医诊断：小儿抽动秽语综合征

方药

钩　藤 10克	白　芍 10克	当　归 10克
白茯苓 10克	僵　蚕 3克	蜈　蚣 半条
补骨脂 10克	石菖蒲 10克	益智仁 15克
神　曲 15克	莲　子 20克	山茱萸 15克

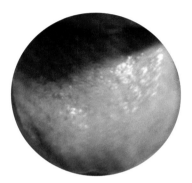

图2-296 舌苔照片

173

案例297：儿童孤独症 肾精亏虚伴痰湿证

基本信息：李××，女，4岁。

就诊时间：2019年11月28日 农历己亥年冬月初三 小雪—大雪

主　　诉：动作刻板、易激惹2年余。

病史及症状：患儿急躁易怒，任性固执，不易管教，言语交流及词汇量都较同龄人少，
　　　　　　行为僵硬刻板，夜寐不安，发育迟缓。舌尖红，舌中后部苔厚腻（图2-297）。
　　　　　　脉细滑。

辨病与辨证：

中医诊断：五迟（语迟）·肾精亏虚伴痰湿证

西医诊断：儿童孤独症

方药

当　归 6克	黄　精 9克	石菖蒲 6克
益智仁 9克	白　芍 9克	白茯苓 6克
白术(炒) 9克	酸枣仁 9克	栀　子 6克
山茱萸 9克	怀山药 10克	牡丹皮 6克
莲　子 10克	扁　豆 10克	党　参 10克

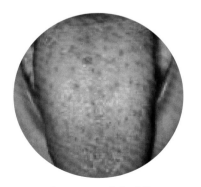

图2-297 舌苔照片

案例298: 神经衰弱 肝肾两虚证

基本信息: 王××, 女, 47岁。

就诊时间: 2019年11月29日 农历己亥年冬月初四 小雪—大雪

主　　诉: 失眠4月余。

病史及症状: 患者4月前出现失眠, 伴耳鸣、口干、五心烦热。舌边尖红, 苔薄黄 (图2-298)。脉弦数。

辨病与辨证:

中医诊断: 不寐·肝肾两虚证

西医诊断: 神经衰弱

方 药

熟地黄 20克	怀山药 30克	黄 芩 15克
薏苡仁 30克	通 草 6克	丹 参 30克
山茱萸 15克	柴 胡 10克	首乌藤 15克
茯 神 15克		

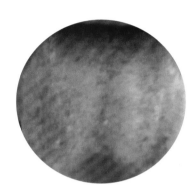

图2-298 舌苔照片

案例299: 神经衰弱 肝肾两虚证

基本信息: 李××, 女, 49岁

就诊时间: 2019年11月30日 农历己亥年冬月初五 小雪—大雪

主　　诉: 失眠、多梦2月。

病史及症状: 患者2年前闭经, 现失眠, 多梦, 不思饮食, 倦怠乏力, 情绪低落, 脱发。舌红, 苔少 (图2-299)。脉沉细。

辨病与辨证:

中医诊断: 不寐·肝肾两虚证

西医诊断: 神经衰弱

方 药

补骨脂 20克	怀山药 20克	合欢皮 15克
首乌藤 15克	栀 子 15克	牡丹皮 10克
益智仁 20克	石菖蒲 15克	白 芍 20克
柴 胡 15克	白茯苓 15克	白 术 10克
淫羊藿 20克	山茱萸 15克	

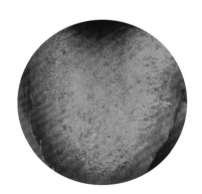

图2-299 舌苔照片

案例 300：神经衰弱　心肾不交证

基本信息：江××，女，48岁。

就诊时间：2019年12月1日　农历己亥年冬月初六　小雪—大雪

主　　诉：失眠、多梦1年。

病史及症状：患者失眠、多梦1年，伴心烦心悸，头晕耳鸣，腰膝酸软，口干咽燥。舌红，苔少（图2-300）。脉细数。

辨病与辨证：

中医诊断：不寐·心肾不交证

西医诊断：神经衰弱

方　药

百　合 30克	当　归 15克	白　芍 15克
柴　胡 15克	白茯苓 15克	白术(炒)10克
玄　参 15克	五味子 15克	丹　参 15克
酸枣仁 20克	首乌藤 15克	合欢皮 15克

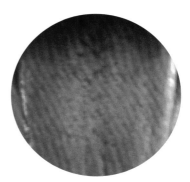

图2-300　舌苔照片

案例 301：神经衰弱　肝脾虚夹湿证

基本信息：庹××，女，56岁。

就诊时间：2019年12月2日　农历己亥年冬月初七　小雪—大雪

主　　诉：失眠、耳鸣、口干1月余。

病史及症状：患者1月前出现失眠、耳鸣、口干，烦躁易怒。舌红，苔滑腻，舌边尖可见齿痕（图2-301）。脉弦滑。

辨病与辨证：

中医诊断：不寐·肝脾虚夹湿证

西医诊断：神经衰弱

方　药

玄　参 25克	栀　子 10克	菊　花 15克
决明子 20克	枸杞子 20克	首乌藤 15克
怀山药 30克	泽　泻 10克	牡丹皮 10克
山茱萸 15克	白茯苓 15克	合欢皮 10克

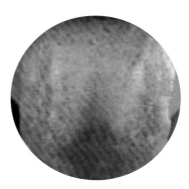

图2-301　舌苔照片

案例302：神经衰弱　寒湿困脾夹胆火扰心证

基本信息：李××，女，32岁。

就诊时间：2019年12月3日　农历己亥年冬月初八　小雪—大雪

主　　诉：失眠2月。

病史及症状：患者入睡困难，或睡后易惊醒，伴烦闷急躁，口苦、口臭，厌食油腻之
　　　　　　品。舌红，苔白滑（图2-302）。脉濡滑。

辨病与辨证：

中医诊断：不寐·寒湿困脾夹胆火扰心证

西医诊断：神经衰弱

方　药		
栀　子 15克	酸枣仁 15克	远　志 10克
薏苡仁 30克	白扁豆 30克	莲　子 30克
白　芍 20克	白茯苓 15克	白术(炒)20克
首乌藤 15克	肉　桂 6克	

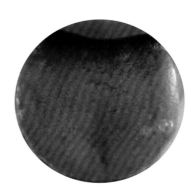

图 2-302　舌苔照片

案例303：神经衰弱　肝肾阴虚证

基本信息：蒋××，女，55岁。

就诊时间：2019年12月4日　农历己亥年冬月初九　小雪—大雪

主　　诉：失眠3月余。

病史及症状：患者夜不能寐，或睡后多梦且易醒。伴五心烦热，口干，盗汗。舌淡红，
　　　　　　苔白糙（图2-303）。脉细数。

辨病与辨证：

中医诊断：不寐·肝肾阴虚证

西医诊断：神经衰弱

方　药		
栀　子 15克	百　合 30克	牡丹皮 10克
水牛角 20克	木　瓜 20克	熟地黄 15克
通　草 10克	牛　膝 10克	白　芍 30克
白茯苓 15克		

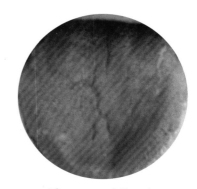

图 2-303　舌苔照片

案例304：神经衰弱　心肾不交证

基本信息：蒋××，女，56岁。

就诊时间：2019年12月5日　农历己亥年冬月初十　小雪—大雪

主　　诉：失眠、多梦7个月。

病史及症状：患者失眠，多梦，五心烦热，夜间汗出，自觉胃脘灼热，口干喜冷饮。舌红无苔，光滑如镜（图2-304）。脉细数。

辨病与辨证：

中医诊断：不寐·心肾不交证

西医诊断：神经衰弱

方　药

生地黄 30克	丹　参 30克	首乌藤 15克
党　参 30克	白茯苓 15克	白术(炒)20克
薏苡仁 30克	怀山药 30克	白扁豆 30克
莲　子 30克	茯　神 30克	合欢皮 10克

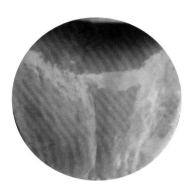

图2-304　舌苔照片

案例305：失眠　心肾不交证

基本信息：陈××，女，41岁。

就诊时间：2019年12月6日　农历己亥年冬月十一　小雪—大雪

主　　诉：失眠5月余。

病史及症状：患者5月前开始难以入睡，或入睡后易醒，大便两日一次，便稀溏，面部（面颊部）色素沉着。舌尖红，苔白腻（图2-305）。脉细数。

辨病与辨证：

中医诊断：不寐·心肾不交证

西医诊断：失眠

方　药

牡丹皮 10克	栀　子 15克	酸枣仁 30克
薏苡仁 30克	合欢皮 10克	当　归 10克
白茯苓 15克	白术(炒)20克	熟地黄 20克
怀山药 30克	黄　芩 10克	首乌藤 15克

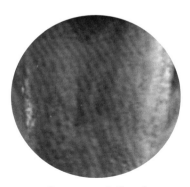

图2-305　舌苔照片

案例306： 失眠　食湿滞胃证

基本信息：熊 ××，女，62岁。

就诊时间：2019年12月7日　农历己亥年冬月十二　大雪

主　　诉：失眠2月余。

病史及症状：患者入睡困难，寐而不酣，时寐时醒，伴咽干口渴，不喜饮，厌食，进食后胃脘胀满甚。舌淡，苔白腻（图2-306）。脉濡滑。

辨病与辨证：

中医诊断：不寐·食湿滞胃证

西医诊断：失眠

方　药

首乌藤 15克	合欢皮 15克	党　参 20克
山　楂 20克	柴　胡 15克	薏苡仁 10克
白术(炒)20克	槟　榔 10克	丹　参 20克
建　曲 30克		

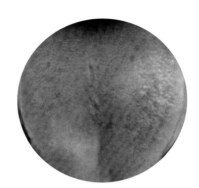

图2-306　舌苔照片

178

案例307： 失眠　胆热扰心证

基本信息：陈 ××，女，41岁。

就诊时间：2019年12月8日　农历己亥年冬月十三　大雪—冬至

主　　诉：入睡困难1月余。

病史及症状：患者1月前出现入睡困难，伴心烦，心悸，多梦，咽干，口苦，大便干结。舌红，苔黄糙（图2-307）。脉弦滑。

辨病与辨证：

中医诊断：不寐·胆热扰心证

西医诊断：失眠

方　药

当　归 15克	白　芍 20克	黄　连 3克
合欢皮 15克	首乌藤 15克	丹　参 10克
柴　胡 15克	白茯苓 15克	栀　子 10克
酸枣仁 30克	生地黄 20克	

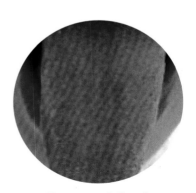

图2-307　舌苔照片

案例308：失眠　胆热阴亏证

基本信息：青 × ×，男，71 岁

就诊时间：2019 年 12 月 9 日　农历己亥年冬月十四　大雪—冬至

主　　诉：入睡困难、口苦 2 月。

病史及症状：患者有高血压、胃溃疡病史，现入睡困难，或睡后易醒，伴口苦，口干，小便黄赤。舌红，苔黄糙（图 2-308）。脉滑数。

辨病与辨证：

中医诊断：不寐·胆热阴亏证

西医诊断：失眠

方　药

生地黄 10 克	白　芍 20 克	柴　胡 10 克
茯　苓 15 克	白术(炒)20 克	首乌藤 15 克
丹　参 20 克	合欢皮 15 克	佩　兰 20 克
栀　子 15 克	菊　花 20 克	牡丹皮 6 克
薏苡仁 30 克	黄　芩 10 克	

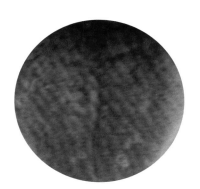

图 2-308　舌苔照片

案例309：失眠　脾肾两虚证

基本信息：黄 × ×，女，39 岁。

就诊时间：2019 年 12 月 10 日　农历己亥年冬月十五　大雪—冬至

主　　诉：睡眠不佳、双腿酸软乏力 5 月余。

病史及症状：患者 5 月前出现夜卧不寐，睡后易醒，伴腰腿酸软乏力，五心烦热。舌淡红，苔少（图 2-309）。脉细数。

辨病与辨证：

中医诊断：不寐·脾肾两虚证

西医诊断：失眠

方　药

熟地黄 20 克	白　芍 20 克	杜　仲 10 克
首乌藤 15 克	合欢皮 15 克	补骨脂 20 克
牡丹皮 10 克	栀　子 15 克	淫羊藿 30 克
怀山药 30 克	白茯苓 15 克	山茱萸 15 克

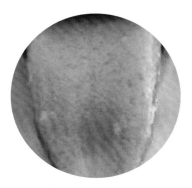

图 2-309　舌苔照片

案例310： 失眠 肝胃热郁证

基本信息：房××，男，79岁。

就诊时间：2019年12月11日 农历己亥年冬月十六 大雪—冬至

主 诉：失眠，自觉口腔灼热2月余。

病史及症状：患者2月前自觉口腔灼热，失眠，伴口干、口苦，胁肋胀痛，纳少，嗳气，烦躁易怒。舌红绛，苔薄黄（图2-310）。脉弦数。

辨病与辨证：

中医诊断：不寐·肝胃热郁证

西医诊断：失眠

方 药

栀 子 15克	当 归 15克	白 芍 20克
柴 胡 18克	白茯苓 15克	酸枣仁 20克
甘 草 6克	知 母 10克	合欢皮 15克
佩 兰 30克	黄 连 6克	藿 香 30克

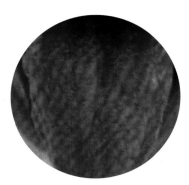

图2-310 舌苔照片

案例311： 失眠 肝火扰心证

基本信息：赵××，女，47岁。

就诊时间：2019年12月12日 农历己亥年冬月十七 大雪—冬至

主 诉：入睡困难或睡后易醒1月。

病史及症状：患者入睡困难或睡后易醒，伴烦躁易怒，头晕、头胀，口干、口苦。舌尖红，舌中部苔黄厚腻（图2-311）。脉弦数。

辨病与辨证：

中医诊断：不寐·肝火扰心证

西医诊断：失眠

方 药

首乌藤 20克	合欢皮 15克	栀 子 15克
黄 芩 15克	柴 胡 18克	白术(炒)15克
怀山药 30克	钩 藤 15克	车前草 15克
丹 参 20克	灯心草 6克	石菖蒲 10克

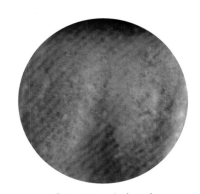

图2-311 舌苔照片

案例312：通气过度综合征　痰气瘀阻证

基本信息：龙 × ×，男，16 岁

就诊时间：2019 年 12 月 13 日　农历己亥年冬月十八　大雪—冬至

主　　诉：反复头晕 1 年。

病史及症状：患者在父亲去世后 3 月突发头晕，甚至跌倒不省人事，醒后如常人，
被家长或老师批评后发作频繁，多家医院检查无明显器质性脑疾病。
舌红，苔薄黄（图 2-312）。脉弦数。

辨病与辨证：

中医诊断：眩晕·痰气瘀阻证

西医诊断：通气过度综合征

方　药

当　归 10 克	白　芍 15 克	柴　胡 10 克
郁　金 10 克	石菖蒲 10 克	白术(炒)20克
白茯苓 15 克	栀　子 15 克	首乌藤 15 克
合欢皮 15 克	酸枣仁 15 克	川　芎 10 克

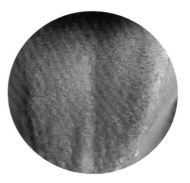

图 2-312　舌苔照片

案例313：通气过度综合征　胆郁痰扰证

基本信息：何 × ×，男，27 岁。

就诊时间：2019 年 12 月 14 日　农历己亥年冬月十九　大雪—冬至

主　　诉：近期突发性头晕 6 次。

病史及症状：患者突发头晕，心悸，胸闷呕恶，呼吸加深加快，四肢末端及颜面麻木，
手足抽搐，肌肉痉挛甚至强直，余未见特殊。外院影像学检查无神经
系统、循环系统及颅脑疾病，但血气分析 P_aCO_2 降低，pH 值升高。舌红，
苔黄厚腻（图 2-313）。脉滑数。

辨病与辨证：

中医诊断：眩晕·胆郁痰扰证

西医诊断：通气过度综合征

方　药

藿　香 20 克	白术(炒)15克	黄　芩 15 克
法半夏 15 克	竹　茹 15 克	陈　皮 15 克
石菖蒲 15 克	佩　兰 30 克	枳　实 10 克
甘　草 10 克	白茯苓 15 克	薏苡仁 30 克

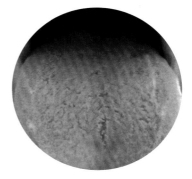

图 2-313　舌苔照片

案例314：通气过度综合征伴焦虑症　肝火犯肺证

基本信息：田××，女，48岁。

就诊时间：2019年12月15日　农历己亥年冬月廿　大雪—冬至

主　　诉：胸闷伴四肢及颜面麻木1周。

病史及症状：患者自觉胸闷，呼吸费力，心累，气喘，四肢及颜面有麻木感，伴莫名惶恐，
心中悸动不安，睡眠不佳，咳嗽，咯痰。舌红，苔薄黄（图2-314）。脉弦滑。

辨病与辨证：

中医诊断：喘嗽·肝火犯肺证

西医诊断：通气过度综合征，焦虑症

方　药

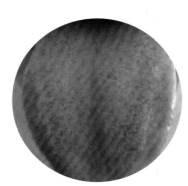

首乌藤 15克	桔　梗 10克	生　姜 10克
白　前 10克	紫　菀 10克	紫苏叶 10克
合欢皮 10克	陈　皮 10克	百　部 20克
杏　仁 10克	厚　朴 10克	法半夏 10克
枇杷叶 15克	五味子 10克	酸枣仁 20克

图 2-314　舌苔照片

案例315：抑郁症伴痤疮　痰湿瘀阻证

基本信息：张××，男，16岁。

就诊时间：2019年12月16日　农历己亥年冬月廿一　大雪—冬至

主　　诉：失眠、头晕2年。

病史及症状：患者郁郁寡欢，心烦不寐，胸闷脘痞，泛恶嗳气，伴头晕、目眩，面
部可见痤疮。舌暗红，苔滑腻（图2-315）。脉滑数。

辨病与辨证：

中医诊断：郁病，粉刺·痰湿瘀阻证

西医诊断：抑郁症，痤疮

方　药

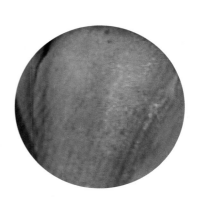

丹　参 20克	黄　精 30克	首乌藤 10克
法半夏 9克	川　芎 10克	薏苡仁 30克
白　芍 20克	柴　胡 15克	白术(炒)15克
石菖蒲 10克	合欢皮 15克	白茯苓 15克
桑白皮 15克	菊　花 15克	

图 2-315　舌苔照片

案例316：抑郁症　肾阳虚衰证

基本信息：钟××，女，43岁。

就诊时间：2019年12月17日　农历己亥年冬月廿二　大雪—冬至

主　　诉：疲倦乏力1年余。

病史及症状：患者易疲倦，伴烦躁易怒，入睡困难或睡后易醒，性欲冷淡，月经量少，阴道干涩不适。舌淡瘦，苔薄黄（图2-316）。脉细。

辨病与辨证：

中医诊断：郁病·肾阳虚衰证

西医诊断：抑郁症

方　药

熟地黄 20克	白　芍 20克	大　枣 10克
伸筋草 15克	舒筋草 15克	淫羊藿 30克
怀山药 30克	白茯苓 15克	山茱萸 15克
补骨脂 20克	酸枣仁 20克	栀　子 15克
合欢皮 15克	首乌藤 15克	

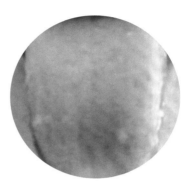

图2-316　舌苔照片

案例317：抑郁症　肝气郁结证

基本信息：何××，女，22岁。

就诊时间：2019年12月18日　农历己亥年冬月廿三　大雪—冬至

主　　诉：情绪低落、睡眠不佳2月。

病史及症状：患者精神抑郁，情绪不宁，伴胸部闷胀，嗳气，不思饮食，兴趣减退，生活、工作缺乏主动性，常常入睡困难或睡后易醒。舌红绛，苔滑腻伴裂纹（图2-317）。脉弦。

辨病与辨证：

中医诊断：郁病·肝气郁结证

西医诊断：抑郁症

方　药

大　麦 30克	当　归 15克	白　芍 20克
柴　胡 15克	白茯苓 15克	白术(炒)20克
酸枣仁 30克	薄　荷 10克	百　合 30克
合欢皮 10克	石菖蒲 20克	栀　子 10克

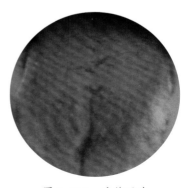

图2-317　舌苔照片

案例 318：抑郁症伴焦虑症　肝郁气滞证

基本信息：王××，女，46岁。

就诊时间：2019年12月19日　农历己亥年冬月廿四　大雪—冬至

主　　诉：情绪低落9月。

病史及症状：患者丈夫9月前因病去世，此后其偶有悲痛欲绝、自卑，抑郁，甚至
　　　　　　发生木僵，伴有焦虑情绪，难以入睡或睡后易醒。舌淡红，苔薄白（图
　　　　　　2-318）。脉弦细。

辨病与辨证：

中医诊断：郁病·肝郁气滞证

西医诊断：抑郁症，焦虑症

方　药

当　归 15 克	白　芍 20 克	柴　胡 18 克
白茯苓 15 克	白术(炒) 20克	甘　草 10 克
薄　荷 10 克	百　合 30 克	酸枣仁 20 克
合欢皮 15 克	丹　参 20 克	远　志 10 克

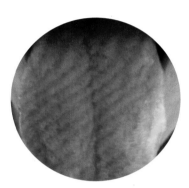

图 2-318　舌苔照片

案例 319：抑郁症　痰气郁结证

基本信息：田××，女，61岁。

就诊时间：2019年12月20日　农历己亥年冬月廿五　大雪—冬至

主　　诉：精神抑郁、喜怒无常6月。

病史及症状：患者精神抑郁，喜怒无常，常莫名流泪，自觉胸闷，咽中如有物梗阻，
　　　　　　吞之不下。舌淡，苔白（图2-319）。脉弦滑。

辨病与辨证：

中医诊断：郁病·痰气郁结证

西医诊断：抑郁症

方　药

法半夏 10 克	厚　朴 10 克	杏　仁 10 克
砂　仁 10 克	青　果 10 克	生　姜 10 克
白茯苓 15 克	白术(炒) 20克	郁李仁 10 克
陈　皮 15 克	莲　子 30 克	合欢皮 15 克
怀山药 30 克	蒲公英 15 克	白　芍 15 克
香　附 10 克		

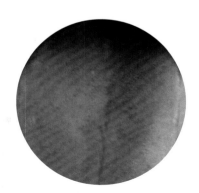

图 2-319　舌苔照片

案例 320：抑郁症　肝气不舒夹痰气郁结证

基本信息：张 ××，女，47 岁。

就诊时间：2019 年 12 月 21 日　农历己亥年冬月廿六　大雪—冬至

主　　诉：胸闷气短 1 年。

病史及症状：患者自觉胸闷气短，经医院检查无明显器质性病变，伴月经周期紊乱，情绪低落，自觉咽喉部有异物，反应迟钝，莫名哭泣，入睡困难。舌淡，苔白腻（图 2-320）。脉弦滑。

辨病与辨证：

中医诊断：郁病·肝气不舒夹痰气郁结证

西医诊断：抑郁症

方　药

当　归 15 克	白　芍 20 克	柴　胡 15 克
白茯苓 15 克	白术(炒)20 克	甘　草 10 克
酸枣仁 30 克	合欢皮 10 克	厚　朴 10 克
法半夏 10 克	百　合 30 克	首乌藤 15 克

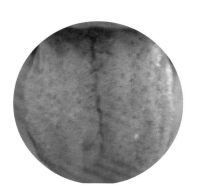

图 2-320　舌苔照片

案例 321：面神经瘫痪　风痰阻络证

基本信息：杜 ××，男，65 岁。

就诊时间：2019 年 12 月 22 日　农历己亥年冬月廿七　冬至

主　　诉：右侧面部麻木 1 天。

病史及症状：患者晨起自觉右侧面部麻木，伴见右侧额纹消失，眼睑闭合困难，嘴角流涎，鼓腮吹气可见漏气现象。舌暗紫，苔白滑腻（图 2-321）。脉濡滑。

辨病与辨证：

中医诊断：中风（中经络）·风痰阻络证

西医诊断：面神经瘫痪

方　药

白芥子 10 克	僵　蚕 10 克	防　风 10 克
丹　参 20 克	白　芷 10 克	黄　芪 40 克
陈　皮 15 克	天　麻 20 克	全　蝎 6 克
白附片 20 克	干　姜 6 克	

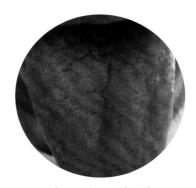

图 2-321　舌苔照片

案例322：面神经瘫痪 痰瘀阻络伴气虚证

基本信息：刘××，女，49岁。

就诊时间：2019年12月23日 农历己亥年冬月廿八 冬至—小寒

主 诉：右侧面部歪斜伴口角流涎1月。

病史及症状：患者右侧面部歪斜，伴口角流涎，倦怠乏力。舌淡紫，苔白腻（图2-322）。脉细涩。

辨病与辨证：

中医诊断：中风（中经络）·痰瘀阻络伴气虚证

西医诊断：面神经瘫痪

方 药		
川 芎 10克	葛 根 20克	益母草 10克
蜈 蚣 1条	白附片 15克	干 姜 6克
黄 芪 40克	僵 蚕 10克	当 归 10克
白茯苓 15克	全 蝎 3克	苏 木 10克

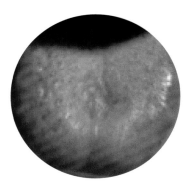

图 2-322 舌苔照片

案例323：面神经瘫痪 气虚血瘀证

基本信息：文××，女，42岁。

就诊时间：2019年12月24日 农历己亥年冬月廿九 冬至—小寒

主 诉：右侧口角流涎15天。

病史及症状：患者15天前无明显诱因出现右侧口角流涎，伴见右眼睑闭合不全，面肌时有抽搐。舌淡紫，苔薄黄（图2-323）。脉细涩。

辨病与辨证：

中医诊断：中风（中经络）·气虚血瘀证

西医诊断：面神经瘫痪

方 药		
制附片 30克	干 姜 6克	黄 芪 30克
钩 藤 10克	葛 根 20克	僵 蚕 10克
当 归 15克	防 风 10克	丹 参 30克
蜈 蚣 1条	全 蝎 3克	

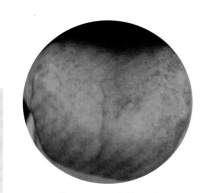

图 2-323 舌苔照片

案例324：面肌痉挛　阴虚风动证

基本信息：邓××，女，67岁。

就诊时间：2019年12月25日　农历己亥年冬月廿　冬至—小寒

主　　诉：右侧面部肌肉眴动3月余。

病史及症状：患者3月前右侧面部肌肉眴动，伴见右侧眼睑抽动，偶有泪自溢出，心烦不安。舌红，苔薄黄，少津（图2-324）。脉细数。

辨病与辨证：

中医诊断：中风（中经络）·阴虚风动证

西医诊断：面肌痉挛

方 药

当　归 15克	白　芍 20克	白茯苓 15克
桔　梗 10克	水牛角 20克	葛　根 20克
全　蝎 3克	生地黄 30克	黄　芪 30克
丹　参 20克	僵　蚕 6克	蜈　蚣 1条

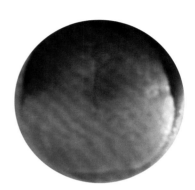

图2-324　舌苔照片

案例325：特发性震颤　肝风内动证

基本信息：许××，男，26岁。

就诊时间：2019年12月26日　农历己亥年腊月初一　冬至—小寒

主　　诉：右上肢震颤1年。

病史及症状：患者为新闻工作者，1年前自觉右上肢震颤，情绪激动或过劳疲倦后更甚。舌红，苔白腻（图2-325）。脉弦。

辨病与辨证：

中医诊断：颤证·肝风内动证

西医诊断：特发性震颤

方 药

钩　藤 15克	怀山药 20克	薏苡仁 30克
淫羊藿 20克	白　芍 20克	僵　蚕 10克
蜈　蚣 1条	当　归 10克	山茱萸 20克
川　芎 10克		

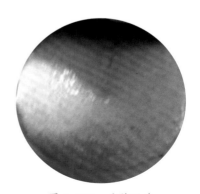

图2-325　舌苔照片

案例326：帕金森病　痰湿闭阻伴肝风内动证

基本信息：邓××，男，70岁。

就诊时间：2019年12月27日　农历己亥年腊月初二　冬至—小寒

主　　诉：上肢麻木、震颤半年余。

病史及症状：患者上肢麻木、震颤，伴腰背部疼痛，记忆力减退。舌淡红、胖嫩，
　　　　　　苔滑腻（图2-326）。脉弦细而滑。外院诊断：帕金森病。

辨病与辨证：

中医诊断：颤证·痰湿闭阻伴肝风内动证

西医诊断：帕金森病

方药

薏苡仁 30克	葛 根 20克	黄 精 20克
蜈 蚣 1条	莪 术 10克	苏 木 10克
姜 黄 10克	大血藤 30克	木 瓜 20克
当 归 15克	白 芍 30克	柴 胡 18克
钩 藤 10克	法半夏 10克	五加皮 10克
延胡索 15克		

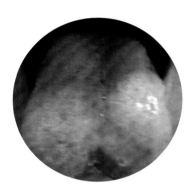

图2-326　舌苔照片

案例327：梅尼埃病　痰湿蒙蔽清窍证

基本信息：何××，女，64岁。

就诊时间：2019年12月28日　农历己亥年腊月初三　冬至—小寒

主　　诉：头晕1周。

病史及症状：患者头晕，自觉耳部有堵塞感，胸闷呕恶，口淡无味，乏力，不欲食。
　　　　　　舌淡，苔白厚腻（图2-327）。脉濡滑。外院诊断：梅尼埃病。

辨病与辨证：

中医诊断：眩晕·痰湿蒙蔽清窍证

西医诊断：梅尼埃病

方药

陈 皮 20克	法半夏 10克	生 姜 10克
大 枣 15克	白茯苓 15克	甘 草 10克
苍 术 15克	建 曲 30克	砂 仁 10克
白豆蔻 10克	莲 子 30克	鸡内金 30克
藿 香 30克	大腹皮 15克	厚 朴 10克
白术(炒)15克		

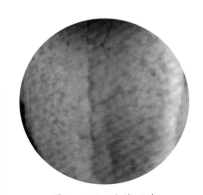

图2-327　舌苔照片

案例328：梅尼埃病　痰热上扰证

基本信息：彭 × ×，女，70 岁。

就诊时间：2019 年 12 月 29 日　农历己亥年腊月初四　冬至—小寒

主　　诉：头晕 3 天，加重 1 天。

病史及症状：患者头晕，胸闷呕恶，口臭反酸，自觉双耳有堵塞感，听力减退。舌淡，苔黄腻（图 2-328）。脉滑数。外院诊断：梅尼埃病。

辨病与辨证：

中医诊断：眩晕·痰热上扰证

西医诊断：梅尼埃病

方　药

佩 兰 30 克	藿 香 30 克	丹 参 20 克
僵 蚕 10 克	法半夏 10 克	白茯苓 15 克
黄 芩 15 克	薏苡仁 30 克	厚 朴 10 克
莲 子 30 克	陈 皮 15 克	白术(炒)20 克

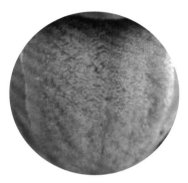

图 2-328　舌苔照片

案例329：梅尼埃病　湿热上扰证

基本信息：周 × ×，女，29 岁。

就诊时间：2019 年 12 月 30 日　农历己亥年腊月初五　冬至—小寒

主　　诉：自觉双耳有堵塞感、眩晕 2 天。

病史及症状：患者眩晕，头重昏蒙，伴视物旋转，胸闷恶心，呕吐痰涎，自觉双耳有堵塞感。舌淡，苔薄黄而腻（图 2-329）。脉滑数。外院诊断：梅尼埃病。

辨病与辨证：

中医诊断：眩晕·湿热上扰证

西医诊断：梅尼埃病

方　药

石菖蒲 15 克	葛 根 15 克	黄 芩 15 克
薏苡仁 30 克	丹 参 30 克	法半夏 10 克
白茯苓 15 克	白术(炒)20 克	藿 香 20 克
竹 茹 10 克	砂 仁 10 克	

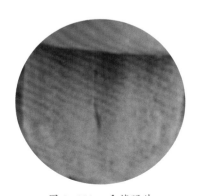

图 2-329　舌苔照片

案例330：神经性耳鸣　肾精不足证

基本信息：蒋××，女，43岁。

就诊时间：2019年12月31日　农历己亥年腊月初六　冬至—小寒

主　　诉：耳鸣1月。

病史及症状：患者既往有子宫肌瘤、贫血病史，现自觉耳鸣，无堵塞感，伴腰膝酸软，易疲劳，动辄尤甚。舌淡，苔薄白（图2-330）。脉沉细无力。

辨病与辨证：

中医诊断：耳鸣·肾精不足证

西医诊断：神经性耳鸣

方 药

党　参 30克	白茯苓 15克	白术(炒)10克
熟地黄 15克	白　芍 20克	当　归 10克
黄　精 15克	山茱萸 15克	菟丝子 20克
黄　芪 30克	陈　皮 15克	升　麻 10克
枸杞子 15克	怀山药 30克	

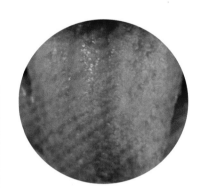

图2-330　舌苔照片

案例331：神经性耳鸣　肾阳亏虚夹寒湿困脾证

基本信息：张××，男，17岁。

就诊时间：2020年1月1日　农历己亥年腊月初七　冬至—小寒

主　　诉：耳鸣3月，加重4天。

病史及症状：患者耳鸣，鸣声尖细，入夜尤甚，听力减退，有纵欲手淫史，伴头晕眼花，入睡困难，口淡无味，不思饮食。舌暗，苔白滑腻（图2-331）。脉沉细。

辨病与辨证：

中医诊断：耳鸣·肾阳亏虚夹寒湿困脾证

西医诊断：神经性耳鸣

方 药

熟地黄 20克	怀山药 30克	牡丹皮 10克
泽　泻 10克	枸杞子 20克	淫羊藿 30克
石菖蒲 15克	佩　兰 30克	薏苡仁 30克
山茱萸 15克	苍　术 15克	神　曲 20克

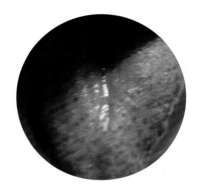

图2-331　舌苔照片

案例332：神经性头痛　痰浊蒙蔽清窍证

基本信息：黄××，女，58岁。

就诊时间：2020年1月2日　农历己亥年腊月初八　冬至—小寒

主　　诉：头痛15天。

病史及症状：患者头痛昏蒙，伴胸脘满闷，口苦口臭，纳呆呕恶。舌淡红，苔白腻
　　　　　　（图2-332）。脉濡滑。

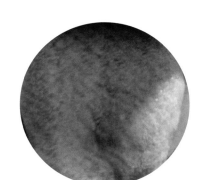

图2-332　舌苔照片

辨病与辨证：

中医诊断：头痛·痰浊蒙蔽清窍证

西医诊断：神经性头痛

方药				
	川　芎 10克	葛　根 20克	法半夏 10克	佩　兰 30克
	当　归 15克	白茯苓 15克	丹　参 30克	生　姜 10克
	藿　香 30克	竹　茹 15克	白　芍 30克	延胡索 18克

第十节　舌象在其他疾病中的运用

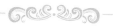

案例 333：急性出血性结膜炎　疫毒入血证

基本信息：李××，女，64 岁。

就诊时间：2020 年 1 月 3 日　农历己亥年腊月初九　冬至—小寒

主　　诉：右侧眼结膜出现瘀血块 1 周。

病史及症状：患者无明显诱因出现右侧眼结膜出血，伴胀痛，视物稍模糊，口干喜冷饮。舌红，苔黄（图 2-333）。脉数。

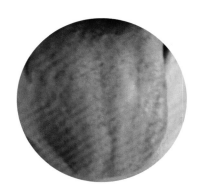

图 2-333　舌苔照片

辨病与辨证：

中医诊断：天行赤眼·疫毒入血证

西医诊断：急性出血性结膜炎

方药				
	水牛角 10 克	菊　花 20 克	决明子 20 克	甘　草　6 克
	茜　草 30 克	牡丹皮 10 克	丹　参 15 克	赤　芍 10 克
	白茯苓 15 克	薏苡仁 30 克	川　芎 10 克	板蓝根 20 克

案例334：细菌性结膜炎 风热犯目夹肝胆湿热证

基本信息：陈××，男，64岁。

就诊时间：2020年1月4日 农历己亥年腊月初十 冬至—小寒

主 诉：双眼胀痛1周。

病史及症状：患者双眼胀痛1周，伴见白睛充血，眼眵增多，口苦、咽干，阴囊潮湿。舌红，苔黄腻（图2-334）。脉滑数。

辨病与辨证：

中医命名：暴发火眼·风热犯目夹肝胆湿热证

西医诊断：细菌性结膜炎

方 药

菊 花 20克	车前子 20克	决明子 30克
茺蔚子 15克	薏苡仁 30克	栀 子 15克
黄 芩 15克	白茯苓 10克	蝉 蜕 10克
白术(炒)20克	苍 术 20克	柴 胡 10克

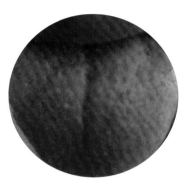

图 2-334 舌苔照片

案例335：病毒性结膜炎 肝经湿热证

基本信息：李××，女，64岁。

就诊时间：2020年1月5日 农历己亥年腊月十一 冬至—小寒

主 诉：眼睛酸胀、迎风流泪1周。

病史及症状：患者眼睛酸胀，迎风流泪，伴口苦、口臭，视物昏花，大便稀溏。舌红，苔黄腻（图2-335）。脉滑数。

辨病与辨证：

中医诊断：红眼病·肝经湿热证

西医诊断：病毒性结膜炎

方 药

枸杞子 30克	菊 花 15克	板蓝根 20克
甘 草 10克	怀山药 30克	牡丹皮 10克
山茱萸 15克	黄 芩 10克	薏苡仁 30克
黄 芪 30克	白茯苓 15克	

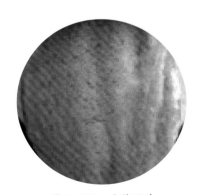

图 2-335 舌苔照片

案例 336：老年性白内障　肝肾不足夹血瘀证

基本信息：房××，女，67岁。

就诊时间：2020年1月6日　农历己亥年腊月十二　小寒

主　　诉：视力进行性减退9月。

病史及症状：患者有老年性白内障病史，近9月视力出现进行性减退，伴腰膝酸软，倦怠乏力，畏寒肢冷。舌暗紫，苔白（图2-336）。脉沉涩无力。

辨病与辨证：

中医诊断：圆翳内障·肝肾不足夹血瘀证

西医诊断：老年性白内障

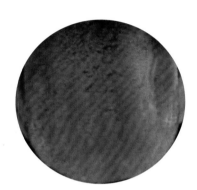

图 2-336　舌苔照片

方　药		
党　参 30克	黄　芪 20克	丹　参 15克
怀山药 25克	熟地黄 15克	菊　花 20克
白术(炒)20克	薏苡仁 30克	枸杞子 20克
山茱萸 15克	三　七 10克	茺蔚子 15克

案例 337：视疲劳　肝血虚夹寒湿困脾证

基本信息：谯××，女，50岁。

就诊时间：2020年1月7日　农历己亥年腊月十三　小寒—大寒

主　　诉：眼睛胀痛、干涩1周，加重2天。

病史及症状：患者眼睛胀痛、干涩1周，加重2天，伴入睡困难，情绪低落，烦闷，口淡无味，胸闷呕恶。舌淡，苔白糙而干（图2-337）。脉弦细。

辨病与辨证：

中医诊断：肝劳·肝血虚夹寒湿困脾证

西医诊断：视疲劳

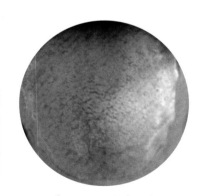

图 2-337　舌苔照片

方　药		
白术(炒)20克	苍　术 20克	枸杞子 30克
玄　参 20克	熟地黄 10克	合欢皮 10克
茺蔚子 10克	川　芎 10克	竹　茹 20克
薏苡仁 30克	首乌藤 15克	丹　参 20克

案例338：副鼻窦炎伴蛛网膜囊肿　痰瘀互结证

基本信息：李××，女，53岁。

就诊时间：2020年1月8日　农历己亥年腊月十四　小寒—大寒

主　　诉：头晕反复发作1年，加重1周。

病史及症状：患者既往有副鼻窦炎及蛛网膜囊肿病史，现头晕，伴胸闷呕恶，额前
　　　　　　部胀痛，夜寐不宁。舌淡，苔白滑腻（图2-338）。脉濡缓。

辨病与辨证：

中医诊断：鼻渊·痰瘀互结证

西医诊断：副鼻窦炎，蛛网膜囊肿

方药

丹　参 30克	葛　根 15克	白　芷 15克
天　麻 20克	法半夏 10克	白术(炒)30克
白茯苓 15克	大　枣 15克	首乌藤 15克
合欢皮 15克	酸枣仁 30克	川　芎 10克
辛　夷 15克	苍耳子 10克	三　七 10克
冰　片 3克		

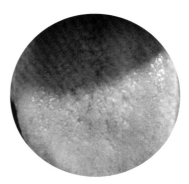

图2-338　舌苔照片

案例339：鼻咽癌　痰湿瘀阻证

基本信息：杜××，女，35岁。

就诊时间：2020年1月9日　农历己亥年腊月十五　小寒—大寒

主　　诉：反复咳嗽、鼻塞3月，咽喉疼痛10余天。

病史及症状：患者3月前出现咳嗽，咯痰，痰浓稠，伴鼻塞，近日咽喉疼痛，多方求
　　　　　　治无效。舌红，苔黄腻（图2-339）。脉滑数。外院诊断：鼻咽癌。

辨病与辨证：

中医诊断：鼻疽·痰湿瘀阻证

西医诊断：鼻咽癌

方药

玄　参 25克	连　翘 15克	黄　芩 15克
黄　连 6克	薏苡仁 20克	鱼腥草 20克
僵　蚕 10克	辛　夷 15克	蒲公英 20克
板蓝根 30克	白术(炒)20克	黄　芪 30克
冰片(冲服)3克	白花蛇舌草 20克	

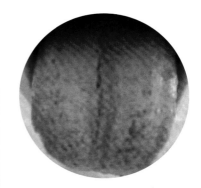

图2-339　舌苔照片

案例340：肺癌　痰湿蕴肺困脾证

基本信息：李××，女，63岁。

就诊时间：2020年1月10日　农历己亥年腊月十六　小寒—大寒

主　　诉：肺癌化疗后不思饮食、乏力1周。

病史及症状：患者因肺癌行化疗后厌油腻，纳谷不香，伴脘腹胀满，头昏身疲，泛恶呕吐，心悸，多汗。舌淡，苔白腻（图2-340）。脉濡滑。外院血常规提示：白细胞减少。

辨病与辨证：

中医诊断：癌病（肺积）·痰湿蕴肺困脾证

西医诊断：肺癌化疗后并发白细胞减少症

方　药

僵蚕　6克	薏苡仁　30克	黄芪　50克
建曲　30克	砂仁　10克	白豆蔻　10克
龙葵　20克	白术(炒)20克	百合　30克
白茯苓　15克	防风　10克	
白花蛇舌草　30克		

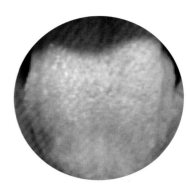

图2-340　舌苔照片

案例341：肺癌　痰湿蕴肺夹气血两虚证

基本信息：江××，女，55岁

就诊时间：2020年1月11日　农历己亥年腊月十七　小寒—大寒

主　　诉：肺癌放化疗后嗜睡、乏力6月。

病史及症状：患者6月前因肺癌行放化疗后出现嗜睡、乏力，嗜甜食，伴皮肤瘙痒。舌红，苔黄腻（图2-341）。脉滑。

辨病与辨证：

中医诊断：癌病（肺积）·痰湿蕴肺夹气血两虚证

西医诊断：肺癌

方　药

党参　30克	白茯苓　15克	白术(炒)20克
扁豆　20克	黄芪　40克	陈皮　15克
甘草　6克	莲子　30克	怀山药　30克
砂仁　10克	白豆蔻　10克	薏苡仁　30克
半枝莲　20克	板蓝根　10克	竹茹　10克
地肤子　30克	白花蛇蛇草　30克	

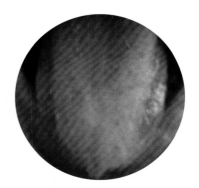

图2-341　舌苔照片

案例 342：肺癌　寒湿蕴肺胃证

基本信息：白××，女，70岁。

就诊时间：2020年1月12日　农历己亥年腊月十八　小寒—大寒

主　　诉：厌食、厌油腻2周。

病史及症状：患者因肺癌行化疗后厌油腻，纳谷不香，脘腹胀满，头昏身疲，泛恶呕吐，伴皮肤瘙痒。舌淡伴齿痕，苔滑腻（图2-342）。脉濡滑。

辨病与辨证：

中医诊断：癌病（肺积）·寒湿蕴肺胃证

西医诊断：肺癌化疗后并发症，味蕾破坏

方　药

黄　芪 60克	蜈　蚣 1条	薏苡仁 30克
半枝莲 30克	竹　茹 15克	砂　仁 10克
白豆蔻 10克	法半夏 10克	党　参 30克
白茯苓 15克	白术(炒)20克	甘　草 10克
地肤子 30克	神　曲 30克	

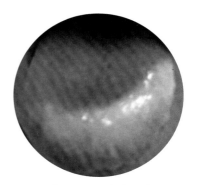

图 2-342　舌苔照片

197

案例 343：胆囊癌　湿热邪毒淤积证

基本信息：屈××，男，82岁。

就诊时间：2020年1月13日　农历己亥年腊月十九　小寒—大寒

主　　诉：全身黄染8月，加重1月。

病史及症状：患者8月前出现全身黄染，面色晦暗，近1月进行性加重，伴厌食，消瘦。舌暗紫有瘀斑，苔少而干（图2-343）。脉细涩。外院诊断：胆囊癌。

辨病与辨证：

中医诊断：癌病（胆囊积）·湿热邪毒淤积证

西医诊断：胆囊癌

方　药

茵　陈 20克	柴　胡 10克	栀　子 15克
黄　芪 60克	薏苡仁 40克	白　芍 20克
大腹皮 15克	陈　皮 15克	白茯苓 15克
白术(炒)10克	厚　朴 10克	黄　芩 10克
车前草 10克	白花蛇舌草 20克	

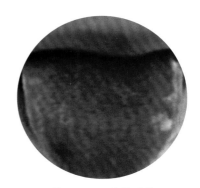

图 2-343　舌苔照片

案例 344：胆囊癌伴多处淋巴结转移　痰瘀阻滞胸胁夹阳气虚衰证

基本信息：龙 ××，女，67 岁。

就诊时间：2020 年 1 月 14 日　农历己亥年腊月廿　小寒—大寒

主　　诉：胃脘不适 1 年，加重 1 周。

病史及症状：患者 3 月前行胆囊癌手术，术后恢复尚可，1 周前胃脘部胀满不适，伴口苦，双上肢震颤，四肢发冷，大便细结，努责乏力。舌青紫，苔厚腻伴裂纹（图 2-344）。脉细涩。外院诊断：胆囊癌伴多处淋巴结转移。

辨病与辨证：

中医诊断：癌病（胆囊积）·痰瘀阻滞胸胁夹阳气虚衰证

西医诊断：胆囊癌伴多处淋巴结转移

方　药

白附片 20 克	干　姜 10 克	淫羊藿 20 克
薏苡仁 30 克	茵　陈 30 克	黄　芪 60 克
藿　香 20 克	佩　兰 30 克	大腹皮 15 克
延胡索 18 克	槟　榔 20 克	砂　仁 10 克
白豆蔻 10 克	丹　参 20 克	厚　朴 10 克
蒲公英 10 克		

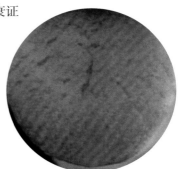

图 2-344　舌苔照片

案例 345：牙龈炎　肝胃炽热证

基本信息：周 ××，女，85 岁。

就诊时间：2020 年 1 月 15 日　农历己亥年腊月廿一　小寒—大寒

主　　诉：牙龈疼痛 1 周。

病史及症状：患者牙龈疼痛 1 周，牙龈红肿，伴口苦、咽干，胃脘胀满，下肢小腿转筋。舌红，苔黄厚腻（图 2-345）。脉滑数。

辨病与辨证：

中医诊断：齿痛·肝胃炽热证

西医诊断：牙龈炎

方　药

木　瓜 20 克	延胡索 18 克	薏苡仁 30 克
僵　蚕 10 克	大血藤 20 克	厚　朴 10 克
大腹皮 15 克	露蜂房 10 克	黄　芩 10 克
陈　皮 15 克	舒筋草 15 克	伸筋草 15 克

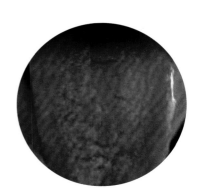

图 2-345　舌苔照片

案例346：牙龈炎 湿热上壅证

基本信息：李××，女，74岁。

就诊时间：2020年1月16日 农历己亥年腊月廿二 小寒—大寒

主　　诉：牙痛5天。

病史及症状：患者5天前发作牙痛，齿龈红肿，遇热痛甚，口苦，咽干。舌尖红，苔滑腻（图2-346）。脉弦数。

辨病与辨证：

中医诊断：齿痛·湿热上壅证

西医诊断：牙龈炎

方　药

玄　参 25克	露蜂房 10克	防　风 10克
细　辛 3克	蒲公英 10克	僵　蚕 10克
金银花 30克	黄　芩 10克	

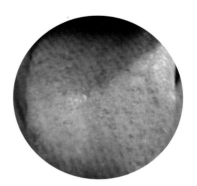

图2-346　舌苔照片

案例347：牙龈炎伴糖尿病 风火湿毒证

基本信息：赵××，男，70岁。

就诊时间：2020年1月17日 农历己亥年腊月廿三 小寒—大寒

主　　诉：牙痛2天。

病史及症状：患者有糖尿病病史，2天前出现牙痛，牙龈红肿，口干、口苦、口臭，喜饮，小便黄赤且臭。舌淡，苔黄厚腻伴舌中裂纹（图2-347）。脉滑数。

辨病与辨证：

中医诊断：齿痛，消渴·风火湿毒证

西医诊断：牙龈炎，糖尿病

方　药

防　风 10克	桔　梗 10克	白术(炒)10克
苍　术 20克	藿　香 20克	僵　蚕 10克
陈　皮 15克	露蜂房 10克	白　芷 10克
白茯苓 15克	厚　朴 10克	细　辛 3克

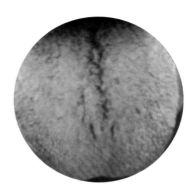

图2-347　舌苔照片

第二章　一日一图一案例

案例348：舌炎　心脾积热证

基本信息：黄××，男，10岁。

就诊时间：2020年1月18日　农历己亥年腊月廿四　小寒—大寒

主　　诉：舌尖疼痛1周。

病史及症状：患者舌尖疼痛，伴见芒刺，心烦，口干，厌食。舌尖红，苔薄白（图2-348）。脉数。

辨病与辨证：

中医诊断：口疮·心脾积热证

西医诊断：舌炎

方　药

栀　子 10克	麦　冬 10克	蒲公英 10克
焦山楂 15克	灯心草 6克	白术(炒)10克
建　曲 10克	连　翘 10克	莲　子 20克
怀山药 15克	白茯苓 10克	黄　连 3克

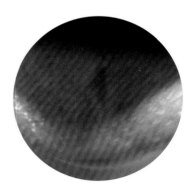

图2-348　舌苔照片

案例349：复发性阿弗他溃疡　湿热蕴结证

基本信息：陈××，女，74岁。

就诊时间：2020年1月19日　农历己亥年腊月廿五　小寒—大寒

主　　诉：反复口腔溃疡2年。

病史及症状：患者口腔颊黏膜及唇内侧反复发作溃疡，进食辛辣及热饮疼痛甚，伴口苦，咽干，烦闷，呕恶，入睡困难。舌胖，苔黄腻（图2-349）。脉滑数。

辨病与辨证：

中医诊断：口疮·湿热蕴结证

西医诊断：复发性阿弗他溃疡

方　药

薏苡仁 30克	栀　子 15克	龙胆草 10克
首乌藤 15克	合欢皮 15克	灯心草 10克
白术(炒)20克	白扁豆 30克	蒲公英 10克
土茯苓 15克	白茯苓 15克	黄　芪 20克

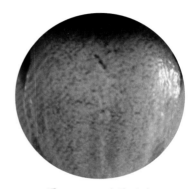

图2-349　舌苔照片

案例350：复发性阿弗他溃疡　脾虚湿浊证

基本信息：杨××，女，51岁。

就诊时间：2020年1月20日　农历己亥年腊月廿六　大寒

主　　诉：反复口腔溃疡10余年，加重2月。

病史及症状：患者10年前首发口腔溃疡，之后反复发作数次，近2月发作频繁，颊侧及齿龈多发。舌暗红，苔白厚腻（图2-350）。脉濡滑。

辨病与辨证：

中医诊断：口疮·脾虚湿浊证

西医诊断：复发性阿弗他溃疡

方　药

党　参 20克	白茯苓 20克	黄　芪 40克
白豆蔻 10克	薏苡仁 30克	冰　片 3克
牡丹皮 10克	露蜂房 10克	菊　花 20克
苍　术 15克	白术(炒)10克	细　辛 3克

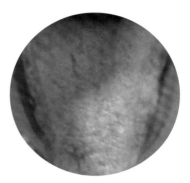

图2-350　舌苔照片

案例351：复发性阿弗他溃疡　虚火上浮夹湿热证

基本信息：周××，女，40岁。

就诊时间：2020年1月21日　农历己亥年腊月廿七　大寒—立春

主　　诉：反复口腔溃疡1年。

病史及症状：患者口腔黏膜反复发作溃疡1年余，溃疡呈圆形或椭圆形，边界清楚，周围黏膜红而微肿，伴大便干结，口臭，咽干。舌红，苔薄黄（图2-351）。脉沉细。

辨病与辨证：

中医诊断：口疮·虚火上浮夹湿热证

西医诊断：复发性阿弗他溃疡

方　药

知　母 10克	牡丹皮 10克	栀　子 15克
黄　芩 10克	黄　柏 10克	黄　芪 30克
白茯苓 15克	生地黄 20克	槟　榔 15克
菊　花 20克	决明子 20克	佩　兰 30克

图2-351　舌苔照片

案例352：慢性咽喉炎 痰湿结聚证

基本信息：胡××，男，75岁。

就诊时间：2020年1月22日 农历己亥年腊月廿八 大寒—立春

主 诉：咽喉部有异物感、紧迫感5月余。

病史及症状：患者咽部有异物感、紧迫感，偶感灼热，伴咳嗽，痰黏难咯，易恶心呕吐。舌暗红，苔白厚腻（图2-352）。脉弦滑。

辨病与辨证：

中医诊断：慢喉痹·痰湿结聚证

西医诊断：慢性咽喉炎

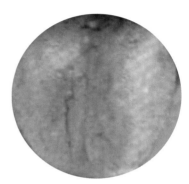

方 药		
藿 香 20克	佩 兰 30克	玄 参 25克
竹 茹 15克	法半夏 10克	桔 梗 10克
白术(炒)20克	陈 皮 15克	白茯苓 15克
厚 朴 6克	青 果 10克	决明子 20克

图 2-352 舌苔照片

案例353：慢性咽喉炎 寒浊郁喉证

基本信息：康××，女，78岁。

就诊时间：2020年1月23日 农历己亥年腊月廿九 大寒—立春

主 诉：咽部有异物感1月。

病史及症状：患者咽部不适，自觉有异物，吐之不出咽之不下，伴情志不舒，胸闷呕恶。舌淡胖，苔黄厚腻（图2-353）。脉滑数。

辨病与辨证：

中医诊断：梅核气·寒浊郁喉证

西医诊断：慢性咽喉炎

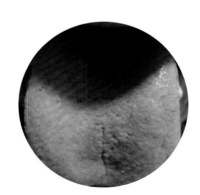

方 药		
马 勃 10克	佩 兰 20克	甘 草 10克
桔 梗 10克	射 干 10克	薏苡仁 30克
香 附 15克	厚 朴 10克	法半夏 10克
白茯苓 15克	桑 叶 20克	青 果 15克
白术(炒)10克	苍 术 15克	

图 2-353 舌苔照片

案例354：慢性咽喉炎　湿热蕴结证

基本信息：蒋××，男，55岁。

就诊时间：2020年1月24日　农历己亥年腊月卅　大寒—立春

主　　诉：咽部不适9月。

病史及症状：患者自觉咽部有异物，吐之不出咽之不下，进食辛辣、干粮、油炸食品后更甚，伴口苦，咽干，呕恶，阴囊潮湿。舌红，苔黄厚腻（图2-354）。脉滑数。

辨病与辨证：

中医诊断：喉痹·湿热蕴结证

西医诊断：慢性咽喉炎

方　药		
青　果　15克	黄　芩　10克	甘　草　10克
苍　术　15克	法半夏　10克	厚　朴　10克
桔　梗　10克	白茯苓　15克	薏苡仁　30克
佩　兰　20克	竹　茹　20克	蒲公英　15克

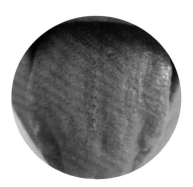

图2-354　舌苔照片

案例355：急性咽喉炎　风热犯肺证

基本信息：陈××，女，46岁。

就诊时间：2020年1月25日　农历庚子年正月初一　大寒—立春

主　　诉：咽痛、咳嗽1周，加重2天。

病史及症状：患者受凉后出现咽痛、咳嗽，咯痰不爽，痰黄，近日咽喉疼痛更甚，伴有灼热感。舌红，苔薄黄（图2-355）。脉浮数。

辨病与辨证：

中医诊断：咳嗽·风热犯肺证

西医诊断：急性咽喉炎

方　药		
桔　梗　10克	白　前　20克	桑　叶　30克
枇杷叶　30克	紫苏叶　30克	桑白皮　30克
青　果　15克	板蓝根　30克	玄　参　25克
乌　梅　15克	五味子　15克	杏　仁　10克

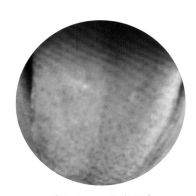

图2-355　舌苔照片

案例 356：急性咽喉炎　肺热邪毒上犯咽窍证

基本信息：周××，女，47 岁。

就诊时间：2020 年 1 月 26 日　农历庚子年正月初二　大寒—立春

主　　诉：咽痛 2 天。

病史及症状：患者咽痛，伴吞咽不利，发热恶风，咳嗽，痰黄。舌红，苔白腻而干（图 2-356）。脉浮。

辨病与辨证：

中医诊断：喉痹·肺热邪毒上犯咽窍证

西医诊断：急性咽喉炎

方　药

玄　参 20 克	麦　冬 10 克	蝉　蜕 10 克
菊　花 20 克	连　翘 15 克	青　果 15 克
甘　草 10 克	桔　梗 10 克	黄　芩 15 克
板蓝根 20 克	蒲公英 15 克	

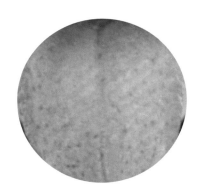

图 2-356　舌苔照片

案例 357：多汗症　肾阳虚衰证

基本信息：陈××，男，53 岁。

就诊时间：2020 年 1 月 27 日　农历庚子年正月初三　大寒—立春

主　　诉：阴囊潮湿 1 年。

病史及症状：患者既往有胃炎病史，现阴囊潮湿 1 年，伴有腺臭，阴囊湿冷，前阴萎弱，小便清长，大便稀溏，腰膝酸软，畏寒肢冷，入睡困难。舌暗紫，苔白腻（图 2-357）。脉沉迟。

辨病与辨证：

中医诊断：阴汗·肾阳虚衰证

西医诊断：多汗症

方　药

巴戟天 15 克	怀山药 30 克	肉苁蓉 10 克
柴　胡 15 克	莲　子 30 克	薏苡仁 20 克
肉　桂 10 克	干　姜 6 克	葛　根 20 克
白茯苓 15 克	白术(炒)15 克	首乌藤 15 克

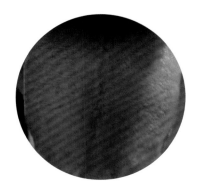

图 2-357　舌苔照片

案例358：多汗症　肺卫不固伴肾阳虚证

基本信息：罗 × ×，女，21 岁。

就诊时间：2020 年 1 月 28 日　农历庚子年正月初四　大寒—立春

主　　诉：多汗 4 月。

病史及症状：患者白天多汗，动辄尤甚，平素易感冒，畏寒肢冷，经行腹部隐痛，得温后痛减。舌淡，苔白滑腻（图 2-358）。脉濡缓。

辨病与辨证：

中医诊断：自汗·肺卫不固伴肾阳虚证

西医诊断：多汗症

方 药

防　风 10 克	白术(炒)20克	黄　芪 50 克
薏苡仁 30 克	五加皮 15 克	大腹皮 15 克
五味子 15 克	益母草 20 克	白附片 15 克
山茱萸 15 克	肉　桂 10 克	干　姜　6 克

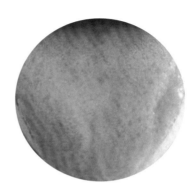

图 2-358　舌苔照片

案例359：多汗症　肝肾阴虚证

基本信息：张 × ×，男，76 岁。

就诊时间：2020 年 1 月 29 日　农历庚子年正月初五　大寒—立春

主　　诉：多汗 2 年余。

病史及症状：患者平素多汗，夜间尤甚，伴视力减退，烦躁易怒，五心烦热，口渴喜饮。舌红紫，苔花剥（图 2-359）。脉细数。

辨病与辨证：

中医诊断：盗汗·肝肾阴虚证

西医诊断：多汗症

方 药

生地黄 15 克	怀山药 20 克	牡丹皮 10 克
白茯苓 10 克	盐泽泻 10 克	丹　参 15 克
地骨皮 15 克	山茱萸 15 克	

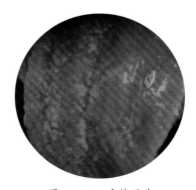

图 2-359　舌苔照片

案例360：多汗症 阳虚证

基本信息：杨××，男，65岁。

就诊时间：2020年1月30日 农历庚子年正月初六 大寒—立春

主　　诉：多汗9月。

病史及症状：患者多汗，易感冒，用餐及活动时出汗尤甚，伴口淡、口臭，畏寒肢冷。舌暗淡，苔白糙伴裂纹（图2-360）。脉沉细无力。

辨病与辨证：

中医诊断：自汗·阳虚证

西医诊断：多汗症

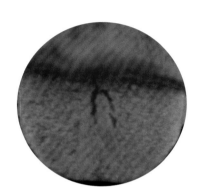

图 2-360　舌苔照片

方　药		
党　参 30克	白术(炒)20克	黄　芪 50克
防　风 10克	砂　仁 10克	薏苡仁 30克
佩　兰 30克	白附片 10克	怀山药 30克
干　姜 10克	肉　桂 10克	莲　子 30克

案例361：慢性疲劳综合征 脾肾两虚证

基本信息：黄××，女，39岁。

就诊时间：2020年1月31日 农历庚子年正月初七 大寒—立春

主　　诉：乏力、腰膝酸软1年余。

病史及症状：患者1年前出现乏力，腰膝酸软，伴入睡困难，多梦，睡后易醒，性欲减退，小便偶有失禁。舌淡，苔白（图2-361）。脉细弱。

辨病与辨证：

中医诊断：虚劳·脾肾两虚证

西医诊断：慢性疲劳综合征

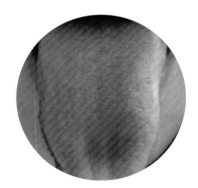

图 2-361　舌苔照片

方　药		
益智仁 30克	怀山药 30克	鸡内金 30克
合欢皮 15克	党　参 30克	莲　子 30克
白　芍 15克	当　归 15克	柴　胡 15克
白茯苓 15克	补骨脂 15克	首乌藤 30克

案例 362：慢性疲劳综合征　脾肾阳虚夹寒湿证

基本信息：文 ××，女，55 岁。

就诊时间：2020 年 2 月 1 日　农历庚子年正月初八　大寒—立春

主　　诉：疲倦乏力 7 月。

病史及症状：患者疲倦乏力，全身酸痛，口淡无味，嗜食甜食。外院全身体检无明显
　　　　　　器质性病变。舌暗紫，苔白腻（图 2-362）。脉濡缓。

辨病与辨证：

中医诊断：虚劳·脾肾阳虚夹寒湿证

西医诊断：慢性疲劳综合征

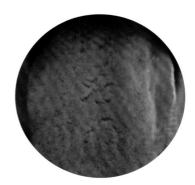

图 2-362　舌苔照片

方　药

淫羊藿 20 克	杏　仁　6 克	砂　仁 10 克
白豆蔻 10 克	薏苡仁 30 克	藿　香 30 克
菟丝子 15 克	白术(炒)15 克	苍　术 20 克
白附片 15 克	陈　皮 15 克	白茯苓 15 克
厚　朴 10 克	建　曲 20 克	佩　兰 30 克

案例 363：慢性疲劳综合征　阳虚寒湿证

基本信息：李 ××，男，32 岁。

就诊时间：2020 年 2 月 2 日　农历庚子年正月初九　大寒—立春

主　　诉：疲倦乏力 6 月。

病史及症状：患者既往有脂肪肝病史，现疲倦乏力，全身困重，伴口淡无味，畏寒
　　　　　　肢冷，大便时干时稀。外院辅助检查未发现明显器质性病变。舌淡胖，
　　　　　　苔白腻（图 2-363）。脉濡缓。

辨病与辨证：

中医诊断：虚劳·阳虚寒湿证

西医诊断：慢性疲劳综合征

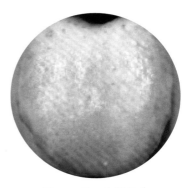

图 2-363　舌苔照片

方　药

木　香 10 克	干　姜 10 克	白术(炒)30 克
苍　术 20 克	草　果 10 克	砂　仁 10 克
薏苡仁 30 克	白扁豆 30 克	怀山药 30 克
白　芍 30 克	白茯苓 15 克	白附片 20 克

案例364：慢性疲劳综合征　寒湿困脾证

基本信息：蒋××，男，28岁。

就诊时间：2020年2月3日　农历庚子年正月初十　大寒—立春

主　　诉：疲倦乏力、头身困重8月。

病史及症状：患者平素贪食生冷，近日疲倦乏力，头身困重，对诸事无兴趣，口淡无
　　　　　　味，食欲减退。舌淡，苔白腻（图2-364）。脉濡缓。

辨病与辨证：

中医诊断：虚劳·寒湿困脾证

西医诊断：慢性疲劳综合征

方　药

党　参 20克	通　草 10克	葛　根 15克
柴　胡 15克	藿　香 20克	佩　兰 30克
薏苡仁 30克	甘　草 10克	紫苏叶 15克
神　曲 15克	白茯苓 15克	白术(炒)20克
砂　仁 10克	白豆蔻 10克	

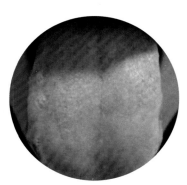

图2-364　舌苔照片

案例365：慢性疲劳综合征伴幽门螺杆菌感染　湿热内蕴证

基本信息：梅××，男，48岁。

就诊时间：2020年2月4日　农历庚子年正月十一　立春

主　　诉：疲倦乏力、头身困重3月。

病史及症状：患者既往有幽门螺杆菌感染病史，现疲倦乏力，头身困重，伴胃脘胀满，口臭，
　　　　　　口苦，咽干，厌食呕恶，阴囊潮湿。舌红，苔黄腻（图2-365）。脉滑数。

辨病与辨证：

中医诊断：虚劳，痞满·湿热内蕴证

西医诊断：慢性疲劳综合征，幽门螺杆菌感染

方　药

黄　芩 10克	佩　兰 20克	藿　香 20克
薏苡仁 30克	砂　仁 10克	杏　仁 10克
厚　朴 10克	白术(炒)20克	草　果 10克
陈　皮 15克	柴　胡 18克	栀　子 15克

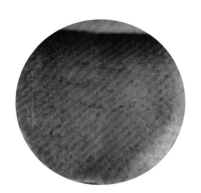

图2-365　舌苔照片

附录：儿童常用外洗药方

儿童常用外洗药方采用内病外治、"透皮吸收"的原理，主要适用于内服药困难的儿童。以下外洗药方来自本人在临床中运用多年的真实验案。

（1）反复高热持续不退外洗药方：基础方以石膏、板蓝根、柴胡为主。舌红苔厚腻伴厌食者加神曲，舌红苔薄白者加防风，舌红苔黄腻伴腹泻者加葛根、黄芩，舌红少苔或花剥苔者加青蒿，舌红边尖见芒刺者加水牛角。

（2）肺炎患儿外洗药方：基础方以板蓝根、桔梗、石膏、麻黄为主。舌红苔薄白寒证者加紫苏，舌红苔薄黄热证者加桑白皮。

（3）腹泻患儿外洗药方：基础方以葛根、黄芩、黄连为主。此方多用于急性细菌感染性腹泻舌红苔黄腻者，轮状病毒感染性腹泻舌红苔薄黄者加板蓝根、贯众，慢性腹泻舌淡苔薄白者则建议内服益气健脾药为要。

（4）外洗注意事项：

①特禀体质禁用；

②新生儿慎用；

③浸泡一般以15~20分钟为宜。

第三章
舌象与体质

第一节 体质概述

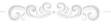

一、体质的定义

体质，又称禀赋、禀质、气禀、气质等，是人体禀受于先天，受后天影响，在生长、发育过程中所形成的与自然、社会环境相适应的形态结构、生理功能和心理状态方面的综合的、相对稳定的固有特征。体质主要表现在人的形态、结构、功能、心理、道德、伦理及适应环境（包括自然环境、社会环境、家庭环境）的能力等方面。

二、健康体质的衡量标准及影响因素

健康体质是指在充分发挥遗传潜力的基础上，经过后天的积极充养和培育，机体的形态结构、生理功能、心理状态以及对环境的适应能力等得到全面发展，处于相对良好的状态，又称"形神合一"的状态。"形神合一"是健康的标志。其具体标志主要体现如下：

1. 生理健康的标志

身体强壮，胖瘦适度，体型比例匀称；肌肉、皮肤有弹性；腰腿灵便，走路轻松；目光有神，双耳聪敏；面色红润；呼吸徐缓；舌红润；牙齿紧固清洁，无缺损，无疼痛，齿龈颜色正常，无出血；声音洪亮；须发润泽无屑；脉象缓匀；食量适中，二便正常；劳逸结合，睡眠良好，对普通感冒有一定的抵抗力。

2. 心理健康的标志

精神旺盛，情志调和，性格开朗，记忆良好，精力充沛，能从容不迫地应对日常生活和工作；自身调节和对外适应能力强，处事乐观，态度积极，主动高效率、高质量谋事做事。

生理和心理健康，良好的社会适应能力及高尚的道德情操，也是中医学"形神合一，天人合一"生命观、健康观的具体体现。

3. 影响体质形成的因素

影响体质形成的因素包括先天因素和后天因素。先天因素是指出生以前在母体内所禀受的一切，包括父母生殖之精的质量，母体在孕育过程中是否注意养胎和妊娠期疾病等。在体质的形成过程中，先天因素起着关键作用，后天因素则起着重要作用。后天因素是人出生之后赖以生存的各种因素的总和。后天因素可分为机体自身因素和外界环境因素两方面。机体自身因素包括性别、年龄、饮食、劳逸、情志、心理因素等。外界因素即环境因素，包括自然环境因素、社会环境因素和家庭环境因素等，具体如时令气候环境、地理环境以及家庭、学校、工作等环境。

三、体质的分类和典型特征

中医体质学主要根据中医学阴阳、五行、脏腑、精气血津液等基本理论来确定人群中不同个体的体质差异特性。《黄帝内经》将人分为火、木、水、金、土五种体质类型，分别为太阳、少阳、太阴、少阴、阴阳平衡这五类。其具体分类方法有阴阳太少分类法、阴阳五行分类法、脏腑分类法、体型肥瘦分类法以及禀性勇怯分类和阴阳三分法等。

2009年4月9日，我国中华中医药学会正式发布了《中医体质分类与判定》标准。该标准是我国第一部指导和规范中医体质研究及应用的文件，由国医大师、北京中医药大学王琦教授提出，旨在为体质辨识及与中医体质相关疾病的防治、养生保健、健康管理提供依据，使体质分类科学化、规范化。该标准将体质分为平和质、气虚质、阳虚质、阴虚质、痰湿质、湿热质、血瘀质、气郁质、特禀质九个类型，是目前中医体质辨识的标准化工具（见表3-1）。

表3-1　中医体质分类及常见舌象

体质类型	舌象特征	体质形成原因	常见表现	心理特征	易感疾病（同气相求）	不同体质的适应能力
平和质	舌淡红，舌苔薄白	有良好的家族遗传、生活起居习惯，合理的膳食结构	肥瘦匀称，健壮有力，毛发润泽，目光有神，精力充沛，既耐寒又耐热，胃纳佳，二便正常，脉律匀整	性格开朗随和	较少患病	对自然环境和社会环境适应能力较强

体质类型	舌象特征	体质形成原因	常见表现	心理特征	易感疾病（同气相求）	不同体质的适应能力
气虚质	舌淡红，舌体胖大，舌边有齿痕，舌苔薄白	先天禀赋不足，后天充养不及，长期患有慢性消耗性疾病，大病久病之后，长期过度劳累或思虑过度等	肥瘦之人均可见。气短懒言，肢体疲乏，易出汗，目光少神，口淡，唇色少华，毛发不华，头晕，健忘，大便正常或不爽；脉象虚缓等	性格内向胆怯	易感冒、腹泻、营养不良、自汗、内脏下垂等	不耐受天气骤然变化
阳虚质	舌淡胖嫩，舌边有齿痕，舌苔润	先天禀赋不足，大病之后或患慢性消耗性疾病，过食生冷寒凉之品，贪凉而居，老年人	形体白胖，肌肉松软不实，平素畏冷、手足不温，喜热饮，精神萎靡不振，嗜睡，毛发易落，大便溏薄，小便清长；脉象沉迟而弱	性格内向喜静	易患肥胖、阳痿、不孕、痰饮、肿胀、泄泻、胃脘及腹部疼痛，易感冒，易感湿邪等	不耐寒邪，喜夏恶冬
阴虚质	舌红少津，舌苔少	先天禀赋不足，熬夜，性格内向压抑，房劳过度，过食辛辣燥热之品，嗜烟等	形体偏于瘦长，面色潮红、有烘热感，皮肤偏干，手足心热，目干涩，视物昏花，易口鼻咽干，渴喜冷饮，眩晕耳鸣，睡眠差，大便干燥，小便短涩；脉象细弦或数	性格外向多动、烦躁易怒	易患失眠、便秘、眩晕、咳嗽、喉痹、消渴、目疾、痨病等，罹患疾病易化热	不耐热邪，喜冬恶夏
痰湿质	舌体胖大，舌苔白腻	先天禀赋不足，过食肥甘厚味及寒凉生冷之品，嗜酒，滋补不当等	形体偏肥胖，腹部肥满松软，面部皮肤油腻，胸闷痰多，面色淡黄而黯，眼胞微浮，易困倦，大便正常或不实，小便不多或微浑，口黏腻或甜，脉滑	性格温和、隐忍稳重	易患肥胖、失眠、胸痹、眩晕、中风、消渴、带下病、不孕，以及癫、狂、痫等情志类疾病等	对长夏季节及潮湿环境适应能力差

体质类型	舌象特征	体质形成原因	常见表现	心理特征	易感疾病（同气相求）	不同体质的适应能力
湿热质	舌质红，舌苔黄腻	先天禀赋不足，或久居湿地，喜食肥甘，嗜烟酒，滋补不当等	肤色偏黄，易生粉刺等诸多皮肤疾病，易口苦咽干，身重困倦，心烦懈怠，大便燥结或黏滞，小便短赤，男性易阴囊潮湿，女性易带下增多且色黄有味；脉滑而数	性格急躁、莫名心烦	易患肥胖、湿温、暑湿、腹泻、痢疾、淋证、疮疡、带下病、黄疸性肝炎等	较难适应湿热气候
血瘀质	舌质黯，舌边有点或片状瘀斑，舌苔薄白，舌下静脉曲张	先天禀赋不足，长期情志失调，久服寒凉的药物或食物等	肤色晦暗，易生黑眼圈，皮肤发暗或色素沉着，瘀斑，易罹患疼痛；女性多见痛经、闭经，或经血中多瘀血块，口唇黯淡或紫；脉象细涩或结代	性格烦躁、健忘多怒	易患肥胖、黄褐斑、痤疮、胸痹、肝硬化、痛经、中风、癥瘕及痛证、血症等	喜暖恶寒
气郁质	舌淡红，舌苔薄白	先天禀赋不足，长期情志失调，暴受惊恐，所欲不遂，忧郁思虑过度等	神情抑郁，闷闷不乐，胸胁胀满，或走窜疼痛，善太息，或嗳气呃逆，咽中有异物感，乳房胀痛，睡眠较差，食欲减退，大便多干，小便正常；脉象弦细	性格内向、敏感多疑	易患郁症、不寐、梅核气、惊恐等	喜阳光天暖环境，恶阴雨天气
特禀质	舌边尖红，舌苔薄白	先天禀赋不足和先天遗传等因素	遗传性、先天性、家族性疾病特征	随禀性不同性格各异	先天失常，生理缺陷、过敏反应等	适应环境能力差，易罹患过敏性疾病及引发宿疾等

215

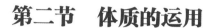

第二节　体质的运用

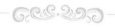

　　体质的特殊性是由脏腑之盛衰、气血之盈亏所决定的，反映了机体阴阳运动形式的特殊性。个体体质的特异性、多样性和可变性，造成了个体对疾病的易感倾向、患病反应及治疗方法等方面的明显差异。因此，中医学强调"因人制宜"并把体质学说同病因学、病机学、诊断学、治疗学和养生学等密切结合起来，用以指导临床实践。

一、体质与病因

　　体质因素决定着个体对某些病邪的易感性、耐受性。体质反映了机体自身生理范围内阴阳寒热的盛衰偏倾，这种偏倾决定了机体的功能状态的不同，因而对外界刺激的反应性、亲和性、耐受性不同，也就是选择性不同，正所谓"同气相求"。

二、体质与发病

　　发病是正邪相争的过程，邪气是重要因素，正气虚是产生疾病的内在根据，而体质的强弱决定着正气的盛衰和发病与否。体质健壮，正气旺盛，则邪气难以致病；体质衰弱，正气内虚，则易于发病。

　　体质还决定着个体发病的倾向性。一般而言，小儿脏腑娇嫩，体质未壮，易患咳喘、腹泻、食积等病；年高之人，五脏精气多虚，体质转弱，易患痰饮、咳喘、眩晕、心悸、消渴等病；肥人或痰湿内盛者，易患中风、眩晕；瘦人或阴虚之体，易患肺痨、咳嗽诸疾；阳弱阴盛体质者易患肝郁气滞之证。

三、体质与病机

　　体质因素决定着病机的从化。病情从体质而变化，称为从化。例如，同为感受风寒之邪，阳热体质者往往从阳化热，而阴寒体质者则易从阴化寒。又如，同为湿邪，阳热之体得之，则湿易从阳化热，而为湿热之候；阴寒之体得之，则湿易从阴化寒，而为寒湿之证。

四、体质与辨证

体质是辨证的基础，决定着疾病的证候类型。感受相同的病邪或患同一种疾病，因个体体质的差异可表现出阴阳表里寒热虚实等不同的证候类型，即同病异证。由于体质的特殊性决定着发病后临床证候类型的倾向性，证候的特征中包含着体质的特征，故临床辨证应特别重视体质因素，将判别体质状况视为辨证的前提和重要依据。

五、体质与治疗

（一）根据体质特征确立治则

体质有阴阳之别、强弱之分、偏寒偏热之异，所以在治疗中常以患者的体质状态作为立法处方用药的重要依据。针对证候的治疗实际也是治病求本的具体体现。因此，偏阳质者，多发实热证候，当慎用温热伤阴之剂；偏阴质者，多发实寒证候，当慎用寒凉伤阳之药。针刺治疗也要依据患者体质施以补泻之法：体质强壮者，多发为实性病证，当用泻法；体质虚弱者，多发为虚性病证，当用补法。如《黄帝内经·灵枢·根结》篇曰："刺布衣者深以留之，刺大人者微以徐之。"阐述了平民百姓与王公贵族在体质上的差别，及其在治疗时的差异。

（二）根据体质特征遣方用药施治

1. 药物性味

体质偏阳者宜甘寒、酸寒、咸寒、清润，忌辛热温散、苦寒沉降；体质偏阴者宜温补益火，忌苦寒泻火；素体气虚者宜补气培元，忌耗散克伐；阴阳平和质者宜视病情权衡寒热补泻，忌妄攻蛮补；痰湿质者宜健脾化湿，忌阴柔滋补；湿热质者宜清热利湿，忌滋补厚味；血瘀质者宜疏利气血，忌固涩收敛等。

2. 用药剂量

体质强壮者，对药物耐受性强；剂量宜大，用药可峻猛；体质瘦弱者，对药物耐受性差，剂量宜小，药性宜平和。

3. 针灸宜忌

痰湿体质者，对针石、温热灸的耐受性强；气虚体质者，耐受性差；血瘀体质者，多气血迟涩，对针刺反应迟钝，进针宜深，刺激量宜大，多用温针艾灸；阴虚体质者，气血滑利，对针刺反应敏感，进针宜浅，刺激量相应宜小，少用温灸。

（三）根据体质类型开展养生调理

疾病初愈或趋向恢复时，促进康复的调理十分重要，也属于治疗范畴。调理时需多方面的措施配合，包括药物、精神心理、膳食结构和生活习惯等。这些措施的具体选择应用，皆须兼顾患者的体质特征。

1. 平和质

体质特点：阴阳气血调和，体形健壮匀称，面色红润，头发稠密有光泽，目光有神，精力充沛，耐受寒热，饮食正常，睡眠好，二便通畅，性格开朗，适应社会和自然环境能力强，平素患病较少。

养生原则及方法：顺应四时，不妄作劳，饮食有度。日常养生应采取中庸之道，饮食不要过饱，也不能过饥，不食冷，也不食过热之物。应多食五谷杂粮、蔬菜瓜果，少食过于油腻及辛辣之物。劳逸适度。总之，对于平和质的人，养生保健宜饮食调理而不宜药补，因为平和之人阴阳平和，不需要药物纠正阴阳之偏正胜衰，如果用药物补益反而容易破坏阴阳平衡。对于饮食调理，首先要"谨和五味"。饮食应清淡，不宜有偏嗜。五味偏嗜会破坏身体的平衡状态，如过酸伤脾，过咸伤心，过甜伤肾，过辛伤肝，过苦伤肺。其次，在维持自身阴阳平衡的同时，平和质的人还应该注意自然界的四时阴阳变化，顺应此变化，以保持自身与自然界的整体阴阳平衡。再次，平和质的人还可酌量选食具有缓补阴阳作用的食物，如粳米、薏苡仁、豇豆、韭菜、甘薯、南瓜、银杏、核桃、龙眼、莲子、鸡肉、牛肉、羊肉等，以增强体质。

2. 气虚质

体质特点：面色苍白，心慌气短，头晕目眩，手脚麻木，容易出汗，形体消瘦或偏胖，体倦乏力，少气懒言，语声低怯，常自汗出，动则尤甚，心悸食少。舌淡胖苔白，脉虚弱。若患病则诸症加重，或伴有气短懒言、咳喘无力；或食少腹胀、大便溏泄；或肾、胃、子宫等内脏容易下垂；或心悸怔忡、精神疲惫；或腰膝酸软、小便频多，男子滑精早泄、女子白带清稀。气虚质多见于易罹患感冒、高血脂、重症肌无力、慢性疲劳综合征等疾病的人群。具备这种体质的人一般性格内向，情绪不稳定，比较胆小，做事不爱冒险。

养生原则及方法：补气养气。因肺主一身之气，肾藏元气，脾为"气血生化之源"，故肺、脾、肾皆补之。应常食粳米、白扁豆、泥鳅、桂圆、蜂蜜、山药、小麦、大枣、香菇、鸡肉、鹅肉、兔肉、鹌鹑、青鱼、鲢鱼等。应加强营养，吃些富含蛋白质、维生素的食物，也可吃些含人参的食品，如人参糖、人参饼干等，西洋参一年四季都可食用。应尽量避免食用槟榔、空心菜、生萝卜等耗气之品。由于体质虚弱，容易疲劳，故应适当休息，防止过度疲劳。如果每天早晨起来做操、练习中医传统功法（易筋经、八段锦、太极拳等）、散步、慢跑、按摩一下四肢及胸腹，对调整气血、增强体质有很大的帮助。

3. 阳虚质

体质特点：形体白胖或面色淡白无华，平素畏寒喜暖，四肢倦怠，小便清长，大便溏泄，口淡唇白，常自汗出，脉沉无力，舌淡胖、舌边有齿印，善恐善悲，情绪不佳。其人患病则易从寒化，可见畏寒蜷卧、四肢厥冷；或腹中绵绵作痛、喜温喜按；或身面浮肿、小便不利；或腰酸冷痛、下利清谷；或阳痿滑精、宫寒不孕、痛经；或胸背彻痛、咳喘、心悸；或夜尿频、小便失禁。具备这种体质的人性格多沉静、内向，不喜欢活动。

养生原则及方法：温补脾肾以祛寒，阳虚者关键在补阳。五脏之中，肾为一身阳气之根本，脾为阳气生化之源，故当着重补之。中医认为，阳虚是气虚的进一步发展，阳气不足者常表现出情绪不佳，易于悲哀，故必须加强精神调养，要善于调节自己的情感，消除不良情绪的影响。多听音乐，多交朋友，多参加社会活动；散步、慢跑、打乒乓球、游泳，是阳虚质人群最适宜的体育活动。此种体质的人多形寒肢冷，喜暖怕凉，不耐秋冬，故尤应重环境调摄，提高机体抵抗力。应多食有补阳作用的食品，如羊肉、鹿肉、鳝鱼、韭菜、辣椒、胡椒等；少食生冷寒凉的食物，如黄瓜、藕、梨、西瓜等。还可根据"春夏养阳"的法则，在夏日三伏，每伏可食羊肉附子汤一次，配合天地阳旺之时，以壮人体之阳。

4. 阴虚质

体质特点：形体消瘦，面色潮红，口燥咽干，心中烦燥，手足心热，失眠多梦，多喜冷饮，脉细数，舌红少苔，尿黄，便秘等；或伴有干咳少痰、潮热盗汗（肺阴虚）；或心悸健忘、失眠多梦（心阴虚）；或腰酸背痛、眩晕耳鸣，男子遗精、女子月经量少色暗（肾阴虚）；或胁痛、视物昏花（肝阴虚）。易罹患甲状腺功能亢进、糖尿病、干燥综合征、失眠、慢性咽炎、便秘、结核病、肿瘤、高脂血症、高血压等疾病。

养生原则及方法：滋阴清热，滋养肝肾。阴虚体质者关键在补阴。五脏之中，肝藏血，肾藏精，同居下焦，所以，以滋养肝肾二脏为要。此体质之人性情较急躁，常常心烦易怒，这是阴虚火旺、火扰神明之故，故应遵循《黄帝内经》中"恬淡虚无""精神内守"之养神大法。应加强自身保养，养成冷静、沉着的性格，不宜参加激烈的活动；应多练气功、太极拳、钓鱼等，调养自己的精神，从而增强体质。此种人形体多瘦小，而瘦人多火，常手足心热，口咽干燥，畏热喜凉，冬寒易热，夏热难受，故在炎热的夏季应注意避暑。饮食应滋阴潜阳，宜清淡，少吃肥腻厚味、燥烈之品；多吃甘凉滋润的食物，比如瘦猪肉、鸭肉、龟、鳖、绿豆、冬瓜、芝麻、百合等；少食羊肉、韭菜、辣椒、葱、蒜、葵花籽等性温燥烈的食物。

5. 痰湿质

体质特点：形体肥胖，嗜食肥甘，神倦、懒动、嗜睡，身重如裹，口中黏腻或便溏，脉濡而滑，舌体胖、苔白滑腻。若病则胸脘痞闷，咳喘痰多；或食少，恶心呕吐，大便溏泄；或四肢浮肿，按之凹陷，小便不利或浑浊；或头身困重、关节疼痛重着、肌肤麻木不仁；或妇女白带过多。痰湿质多见于罹患肥胖、高血压、高脂血症、痛风、心肌梗死、脂肪肝、囊肿结节性痤疮等疾病的人群。这类体质的最大特点是腹部松软肥胖，皮肤出油，汗多，眼睛浮肿，容易困倦；性格温和稳重，善于忍耐。

养生原则及方法：环境调摄，不宜居住在潮湿的环境里；在阴雨季节，要注意湿邪的侵袭。少食肥甘厚味，酒类也不宜多饮，且勿过饱；多吃蔬菜、水果，尤其是一些能健脾利湿、化痰祛痰的食物，更应多食之。

6. 湿热质

体质特点：脸颊和鼻翼部总是油光锃亮，容易生粉刺、疮疖，易口臭，大便黏滞不爽，小便发黄。易罹患脂溢性脱发、痤疮、脓肿疮疡、癣症（皮癣、脚癣、体癣）、带下病、膀胱炎、尿道炎、肾盂肾炎、前列腺疾病、黄疸等疾病。这类体质的人性格多急躁易怒。

养生原则及方法：饮食上少吃甜食，少喝甘甜饮料，少吃辛辣刺激的食物，少喝酒。所有食物中湿热之性最大的莫过于酒。饮食方面要清淡祛湿，少吃肥甘厚味。祛湿食物有绿豆、冬瓜、丝瓜、赤小豆、西瓜、绿茶、花茶等。生活上忌熬夜，因熬夜会增加湿热，且熬夜伤肝胆，会严重影响肝胆之气的升发，容易生湿热。另外要尽量避免在潮湿的环境中工作或居住。

7. 血瘀质

体质特点：口唇、眼眶发黑，舌头青紫，皮肤干燥，指甲干瘪，面色晦滞，脉细涩或结代。若病则上述特征加重，可有头、胸、胁、小腹或四肢等处刺痛。口唇青紫或有出血倾向，吐血、便血等，或腹内有瘕积块，妇女痛经、经闭、崩漏等。这种体质的人一般肤色发暗，常出现身体疼痛，容易烦躁，记忆力不好，性情急躁。

养生原则及方法：运动锻炼，多做有益于促进血液循环的活动，如练习太极拳、八段锦、易筋经、内养功，做保健按摩等，以全身各部都能活动、助气血运行为原则。血瘀体质的人在精神调养上，要培养乐观的情绪。精神愉快则气血和畅，营卫流通，有利于血瘀体质的改善。反之，苦闷、忧郁则可加重血瘀倾向。应注意生活规律，如按时作息，保持精神乐观。经常跳绳、踢毽子，扭腰转身、全身按摩，可将身体各部位都活动起来，帮助气血运行，解除气滞血瘀，从而增强体质，调养精神。可常食桃仁、油菜、慈姑、黑大豆等具有活血祛瘀作用的食物，可适当少量饮酒，醋可多吃。

8. 气郁质

体质特点：形体消瘦或偏胖，面色苍暗或萎黄，平素性情急燥易怒，易于激动，或忧郁寡欢，胸闷不舒，喜太息。舌淡红，苔白，脉弦。若病则胸胁胀痛或窜痛；或乳房小腹胀痛，月经不调，痛经；或咽中梗阻，如有异物；或颈项瘿瘤；或胃脘胀痛，吐酸水，呃逆嗳气；或腹痛肠鸣，大便不爽；或气上冲逆，头痛眩晕，昏扑吐衄。好发人群为女性，尤其多发于更年期或产后。

养生原则及方法：调摄情志。此种人性格内向，常处于抑郁状态，根据《黄帝内经》"喜胜忧"的原则，应主动寻求快乐，如多参加社会活动、集体文娱活动；常看喜剧、滑稽剧以及富有鼓励和激励意义的电影、电视，勿看悲剧、苦剧；多听轻快、明朗、激越的音乐，以提高情志；多读积极的、鼓励的、富有乐趣的、展现美好生活的书籍，以培养开朗、豁达的性格；在名利上不计较得失，胸襟开阔，不患得患失，知足常乐。环境应保持安静，禁止喧哗，光线宜暗，避免强烈光线刺激。注意劳逸结合，早睡早起，保证有充足的睡眠时间。应少食收敛酸涩之物，如乌梅、南瓜、泡菜、石榴、杨梅、草莓、杨桃、酸枣、李子、柠檬等，这些食物容易阻滞气机，气滞则血凝。亦不可多食冰冷食品，如雪糕、冰激凌、冰冻饮料等。可少量饮酒，以活动血脉，提升情绪（最好喝葡萄酒，因葡萄酒有降血脂和抗衰老的作用）。多食一些能行气的食物，如佛手、橙子、海带、海藻、萝卜、金橘、香橼等。

9. 特禀质

中医所说的特禀体质，第一种是过敏体质，第二种是遗传病体质，第三种是胎传体质。其总体特征为先天失常，以生理缺陷、过敏反应等为主要特征。

体质特点：过敏体质者一般无特殊；先天禀赋异常者或有畸形，或有生理缺陷。过敏体质者常见哮喘、过敏性鼻炎、过敏性哮喘、过敏性紫癜、湿疹、荨麻疹、接触性皮炎等；患遗传性疾病者有先天性、家族性疾病特征；患胎传性疾病者具有母体影响胎儿个体生长发育及相关疾病特征。过敏体质者易患哮喘、荨麻疹、花粉症及药物过敏等，遗传性疾病如血友病、先天愚型等，胎传性疾病如五迟（立迟、行迟、发迟、齿迟和语迟）、五软（头项软、手软、足软、肌肉软、口软）、解颅、胎惊等。对外界环境适应能力差，如过敏体质者对易致过敏季节适应能力差，易引发宿疾。

养生原则及方法：饮食宜清淡、均衡，粗细搭配适当，荤素搭配合理。容易引发过敏反应的食物也要尽量避免，如酒、辣椒、牛肉、鲤鱼、虾、蟹、蚕豆、白扁豆、茄子、浓茶、咖啡等辛辣之品、腥膻发物及含致敏物质的食物。宜多食蜂蜜、大枣、胡萝卜等抗过敏的食物。居室宜通风良好。保持室内清洁，被褥、床单要经常洗晒，可防止对尘螨过敏。室内装修后不宜立即搬进居住，应打开窗户，让甲醛等化学物质浓度达到健康标准后再搬进新居。春季室外花粉较多时，要减少室外活动时间，可防止花粉过敏。不宜养宠物，以免对动物皮毛过敏。要积极参加各种体育锻炼，增强体质。天气寒冷时锻炼要注意防寒保暖，防止感冒。

参考文献

陈德宇 . 中西医结合皮肤性病学 [M]. 北京：中国中医药出版社，2012.

范俊德，徐迎涛 . 中医学基础概要 [M]. 4 版 . 北京：人民卫生出版社，2018.

李灿东 . 中医诊断学 [M]. 4 版 . 北京：中国中医药出版社，2016.

李　冀，连建伟 . 方剂学 [M]. 4 版 . 北京：中国中医药出版社，2016.

李日庆 . 中医外科学 [M]. 北京：中国中医药出版社，2002.

田道法 . 中西医结合耳鼻喉科学 [M]. 北京：中国中医药出版社，2005.

王雪峰 . 中西医结合儿科学 [M]. 北京：中国中医药出版社，2005.

吴克明，张庆文 . 中西医临床妇产科学 [M]. 北京：中国医药科技出版社，2001.

吴中朝 . 零基础学舌诊 [M]. 南京：江苏凤凰科学技术出版社，2018.

许家佗 . 中医舌诊临床图解 [M]. 北京：化学工业出版社，2017.

张学军 . 皮肤性病学 [M]. 7 版 . 北京：人民卫生出版社，2008.

周仲英 . 中医内科学 [M]. 2 版 . 北京：中国中医药出版社，2007.